SOCIÉTÉ OBSTÉTRICALE DE FRANCE
OCTOBRE 1912

TRAITEMENT

DE

LA STÉRILITÉ CHEZ LA FEMME

PAR

M. FUNCK-BRENTANO, Accoucheur des Hôpitaux de Paris,
et
M. PLAUCHU, Accoucheur des Hôpitaux de Lyon.

PARIS
OCTAVE DOIN & FILS, ÉDITEURS
8, PLACE DE L'ODÉON, 8
1912

SOCIÉTÉ OBSTÉTRICALE DE FRANCE
OCTOBRE 1912

TRAITEMENT

DE

LA STÉRILITÉ CHEZ LA FEMME

PAR

M. FUNCK-BRENTANO, et M. PLAUCHU.
Accoucheur des Hôpitaux de Paris. Accoucheur des Hôpitaux de Lyon.

PARIS
OCTAVE DOIN & FILS, ÉDITEURS
8, PLACE DE L'ODÉON, 8

1912

TRAITEMENT

DE LA STÉRILITÉ CHEZ LA FEMME

Par MM.

FUNCK-BRENTANO, et PLAUCHU,

Accoucheur des hôpitaux de Paris. Accoucheur des hôpitaux de Lyon.

Malgré nos connaissances plus approfondies sur la physiologie des organes génitaux, malgré les recherches histologiques et biologiques sur les organes primordiaux de la fécondation, ovule spermatozoïde, et sur les phénomènes intimes qui accompagnent leur conjonction, le traitement de la stérilité chez la femme reste à l'heure actuelle entouré d'incertitudes et d'obscurités. Si grand est encore le domaine des lois souvent mystérieuses de la fécondation, que, dans bien des cas il est impossible de conclure à des affirmations thérapeutiques. L'impossibilité de l'expérimentation chez la femme, l'impossibilité aussi grande de tirer, des expériences chez l'animal, des déductions sur les phénomènes de la génération si différents dans la race humaine, laissent d'innombrables et décevants inconnus.

Sans doute les observations cliniques constituent une sérieuse base d'étude, mais beaucoup de documents sont anciens et souvent discutables. Même de nos jours ils sont relativement rares et il y a à cela une raison : c'est que les ménages stériles viennent fort peu, pour cette seule question de stérilité, consulter à l'hôpital. Les documents hospitaliers sont l'exception. C'est surtout dans la clientèle privée que l'on peut avoir des observations plus longtemps suivies et étudiées, et sur ce terrain chacun apporte dans la publication de ses recherches et de ses résultats une réserve bien compréhensible.

Nous chercherons, dans la mesure du possible, à ne faire état dans ce rapport que de faits précis publiés dans ces dernières années, laissant entièrement dans l'ombre comme échappant à tout effort thérapeutique tout ce qui a trait à la stérilité envisagée au point de vue philosophique ou social. Nous nous efforcerons de toujours faire reposer les bases du traitement sur des notions causales et ceci nous entraînera chemin faisant à envisager et à étudier les éléments étiologiques et pathogéniques qui nous paraissent actuellement établis et qui peuvent sinon toujours du moins assez souvent imprimer à la thérapeutique une orientation moins incertaine.

Cela nous permettra de préciser le plan et le cadre de ce travail, et sans vouloir exposer tout ce qui a été écrit sur la question, nous nous efforcerons, pour ainsi dire, de la moderniser à la lumière des travaux gynécologiques contemporains, d'établir les résultats des efforts qui ont été jusqu'ici réalisés et ceux que l'on peut attendre du traitement.

Historique. — L'opprobre qui pesait sur la femme stérile dans l'antiquité explique que de tout temps on se soit préoccupé de chercher un remède à cette infirmité féminine ; mais les notions sur la fécondation aussi bien que les causes de la stérilité étaient inconnues, et purement empiriques les moyens de traitement. (Hippocrate, Aristote, Gallien.)

Au XVIe siècle, Ambroise Paré écrit un chapitre sur la stérilité et la fécondité des femmes où quelques notions sont déjà soupçonnées. « Il est des femmes, dit-il, qui ne peuvent montrer talent du mariage et dont la matrice trop humide corrompt et suffoque la semence. »

Au XVIIe et au XVIIIe siècle, la question ne fait aucun progrès jusqu'au jour où Harwey émet la loi « omnis ovus ab ovo » et où Hamm découvre le spermatozoïde.

Mais les véritables bases scientifiques datent seulement de la seconde moitié du XIXe siècle où se crée pour ainsi dire la gynécologie.

En 1849, à propos d'un travail de Baud, s'engage à l'Académie de médecine une discussion mémorable sur les flexions utérines et leurs rapports avec la stérilité. L'amputation du col, la dilatation du col, les mèches à demeure sont tour à tour prônées ou rejetées.

En 1862, la thèse de Picard résume les connaissances de cette époque : deux grandes notions étiologiques sont établies : les causes chimiques et les causes mécaniques.

C'est en 1866 que Marion Sims dans son *Traité de chirurgie utérine* étudie de nouveau le traitement de la stérilité et préconise l'incision du col. Bientôt Courty, Kisch, Emmet, Eustache, Gaillard-Thomas, Schrœder, lui consacrent chacun des chapitres importants.

En 1882, Pajot aborde ses leçons sur la stérilité et à ce moment les causes de la stérilité sont pour ainsi dire toutes connues. Nœggerath et Schwartz établissent le rôle capital de l'infection blennorragique dans la pathogénie des lésions de l'utérus, des trompes et des ovaires produisant la stérilité. Les causes inflammatoires deviennent prépondérantes pour les uns, les causes mécaniques restent primordiales pour les autres.

En 1880, Doléris fait connaître en France le bénéfice de la curette, inventée par Récamier vers 1850, préconisée par Sims en 1866, dans le traitement des lésions utérines. Peu à peu cet auteur s'efforce non plus de créer une opération locale, mais une véritable méthode de traitement, dilatation, curettage, injections intra-utérines aseptiques, drainage utérin, dans la cure de ce qu'il appelle la forme commune de la stérilité chez la femme, méthode plus récemment exposée par son élève Lefèvre.

Le traitement de la stérilité est peu à peu envisagé d'une façon analogue par Charpentier, Porak, Siredey et Danlos, Bouilly. Pozzi d'une part, Pinard de l'autre apportent chacun des idées nouvelles et sous leur influence prépondérante, sous l'influence aussi des travaux de Doléris s'établit progressivement le traitement de la stérilité tel qu'il est conçu de nos jours et que résument chacun dans une monographie, Sinety en 1892, Lutaud en 1892 et Auvard en 1896.

A l'étranger, dans ces dernières années, les travaux de Frænkel, de Bumm, de Schenk, de A. Mayer, de Julien Neumann, en Allemagne, de Gray Ward et D. Bissel, en Amérique, apportent chacun d'importantes contributions à l'étude des notions étiologiques et thérapeutiques sur la stérilité.

Définitions. — La stérilité chez la femme est l'inaptitude à la fécondation. L'accomplissement de l'acte génital doit aboutir chez elle dans certaines conditions d'âge et de temps au développement d'un œuf fécondé.

Cette définition, suffisante dans son ensemble, demande quelques précisions dans ses ramifications secondaires. Nous dirons :

La stérilité est *primaire* quand aucune fécondation n'a eu lieu au moment considéré. Elle est *secondaire* quand après *une seule fécondation* ayant d'ailleurs abouti soit à la naissance d'un enfant vivant (ein Kind sterilität, only child sterility), soit à un avortement, soit même à une fécondation tubaire, survient, malgré le vif désir de la femme d'avoir d'autres grossesses, une période de stérilité.

Etendre davantage le cadre des stérilités secondaires, et envisager comme stérile une femme ayant eu plusieurs fécondations terminées par avortement habituel ou mort habituelle du fœtus nous paraît sortir du sujet.

La stérilité primaire peut être congénitale ou acquise.

La stérilité secondaire est forcément toujours acquise. Nous n'emploierons pas les mots de stérilité absolue et relative qui sont interprétés dans divers sens par les différents auteurs et qui peuvent prêter à confusion.

Pour marquer les limites dans lesquelles devra intervenir le traitement, il est bon de préciser dans quelles conditions d'âge et de temps une femme peut être considérée comme stérile. Théoriquement la femme est fertilisable de la première époque menstruelle à la dernière, de la puberté à la ménopause, habituellement en France de 13 à 50 ans. Les cas bien connus de maternités précoces, sans doute rares par l'absence de relations sexuelles, montrent l'aptitude de la femme à être fécondée dès la puberté ; de même on a cité des fécondations tardives plus ou moins authentiques. Pinard n'a jamais vu à la clinique Baudelocque de fécondation survenir après 50 ans. Personnellement les deux cas les plus tardifs que nous ayons observés ont été 47 et 49 ans.

Mais si la fécondation peut exister dans toute la période dite génitale, il y a un âge optimum qui est celui qui correspond à la véritable nubilité et qui commence aux environs de la 18e année. Gray Ward divise le temps moyen de la vie génitale en 3 périodes de 12 années. Pour lui, la période de fécondité vraie est la période moyenne ; une femme aura d'autant plus de chances d'avoir son maximum de fécondité, qu'elle se mariera dans cette période, c'est-à-dire de 24 ans à 36 ans. A partir de 30 ans, la fécondité manifestement diminue, même chez les femmes qui, placées dans les mêmes conditions, se sont montrées antérieurement très fécondes.

Cette première notion impose comme conclusions de ne traiter la stérilité chez la femme que presque exclusivement dans la période de la vie qui s'écoule entre 21 et 30 ans environ.

Au bout de combien d'années de mariage une femme peut-elle être considérée comme stérile?

Une statistique déjà ancienne de Kisch, portant sur 536 cas, établit que le premier enfant naît :

Au bout de 10 mois dans	....	136 cas
— 15 —	....	199 —
— 2 ans dans	....	115 —
— 3 —	....	60 —
Après 3 —	....	26 —

Une autre plus récente d'Augusto Mayer montre que 13 % des femmes mariées ont leur premier enfant avant 10 mois, 79 % entre 1 et 3 ans, 6 % après 3 ans et 2,5 % seulement en ont encore après 3 années de mariage.

C'est donc environ après 4 ans de cohabitation, alors que rien n'aura été fait sciemment contre la fonction de reproduction qu'une femme peut être considérée comme stérile et être traitée dans ce but.

I. — NOTIONS ÉTIOLOGIQUES GÉNÉRALES.

1° Fréquence de la stérilité chez la femme. — Elle est appréciée d'une façon presque uniforme dans les statistiques des auteurs des différents pays.

J. Neumann, assistant de Schauta, dans un récent travail, s'est attaché à étudier la fréquence de la stérilité chez la femme mariée ou non et des différentes formes de stérilité; nous ferons à ses diverses statistiques de larges emprunts.

Fréquence de la stérilité chez la femme en général. — Elle vise surtout les stérilités constatées chez les femmes mariées ou non prises en bloc dans les services de gynécologie. Elle oscille suivant les auteurs entre 14,3 et 16,9 %.

TABLEAU I

Fréquence de la stérilité chez la femme.

AUTEURS	NOMBRE DE PATIENTES GYNÉCOLOGIQUES	POURCENTAGE DE STÉRILES
BRUNNBERG	3.323 mariées	11,3
BRUNNBERG	1.505 célibataires	16,6 %
HOFMEIER	2.220 mariées	15 %
KLEINWACHTER	4.309	15,2 %
LIER et ASCHER	2.500 célibataires	16,9 %

Fréquence des mariages stériles. — Les chiffres sont plus variables quand ils portent uniquement sur les femmes mariées; ils varient suivant la classe de la société où ils sont constatés, les différents pays d'origine, entre 9 et 20 %.

TABLEAU II

Mariages stériles.

AUTEURS	MODE DE STATISTIQUE	POURCENTAGE
CHERVIN	Statist. générale en France année 1858	20 %
DUNCAN	— — en Angleterre	10 %
GÖHLERT	Certaines familles régnantes	32,33 %
KEHRER	Statistique générale	10 %
MANTEGAZZA	Ménages consanguins	8,9 %
PINARD	Berlin	12,8 %
	Paris	11,3 %
	Rio de Janeiro	11,3 %
PROCHOWNICK	Statistique générale	9 %
SAMUEL GACHE	Statist. générale de 62 pays	15 %
SIMPSON	Dans l'aristocratie anglaise	16,1 %
SIMPSON	Paysans et ouvriers anglais	9,5 %
SPENCER WELLS et SIMS	Statistique générale	12,3

Telle est la fréquence générale de la stérilité de la femme que l'on peut apprécier en bloc à 15 %. Mais il ne faut pas en conclure que sur 100 femmes mariées 15 sont stériles en réalité, car nombre d'entre elles mariées une seconde fois ont pu devenir fécondes avec un autre mari. Fréquemment le mari est le coupable, et ici encore nombre d'auteurs ont cherché à étudier sur un nombre de mariages stériles quelle est la part qui incombe à l'insuffisance du mari.

TABLEAU III

Mariages stériles par faute de l'homme.

AUTEURS	NOMBRE DE MÉNAGES	POURCENTAGE y compris la gonorrhée maritale
D. BISSEL		10 à 30 %
BROTHERS		20 %
CHROBACH et ROSTHORN		33 %
DUNCAN		17
FRÆNKEL	134	7 cas seulement
GORKEL		26,5 %
GROSS	192	16,65
KEHRER	40	31,5
LIER et ASCHER	124	40,45 %
A. MAYER		33 %
OLSHAUSEN		50 %
PAJOT	80	7 fois maris azoospermes 1 fois pas d'éjaculation
PINARD		40 %
RIES		30 %
VEDELER	313	70 %

Il y a, on le voit, dans l'appréciation des stérilités par faute du mari d'énormes divergences entre les auteurs. Ces divergences s'expliquent par ce fait que certains ne font rentrer dans leurs statistiques que les maris qui par testicules tuberculeux, syphilitiques, ou blennorragiques n'ont pas de spermatozoïdes dans le sperme, ou ceux qui sont impuissants, alors que d'autres y font rentrer, à tort à notre avis, tous ceux qui atteints de blennorragie constatée ont été la cause directe de la blennorragie chez la femme et des lésions génitales qui l'ont frappée de stérilité.

Il n'est pas exagéré dans l'ensemble de penser que 1/4 ou 1/3 des mariages stériles le sont par la faute de l'homme. *Il sera donc de toute nécessité avant de commencer un traitement chez la femme d'examiner les aptitudes du mari au point de vue génital, et de se rendre compte si son sperme contient des spermatozoïdes normaux.*

2° Les principales causes de la stérilité en général. — Il est très utile de chercher à établir les facteurs les plus importants causant la stérilité chez la femme pour pouvoir, dans la mesure du possible, les combattre directement.

Pour la majorité des auteurs, c'est la blennorragie apportée dans le mariage par l'homme dans une proportion que Schwartz estime à 10 % et que Nœggerath évalue jusqu'à 80 %, qui est la grande stérilisatrice. Lawson Tait disait déjà : « La stérilité est « le résultat le plus fréquent des modifications anatomiques dues « à l'infection gonorrhéique. Toute femme qui a été atteinte de « périmétrite gonorrhéique devient stérile. » Par sa fréquente localisation chez l'homme sur l'épidydime et le testicule elle entraîne chez lui l'azoospermie ou l'oligospermie sans entraver notablement l'érection ni l'éjaculation.

Transmise à la femme elle se localise en général à l'urètre ou au col utérin ; mais bien souvent elle gagne par voie ascendante l'endomètre, la trompe, l'ovaire et le péritoine créant les métrites, les salpingo-ovarites et les exsudats péritonéaux, sources directes de la stérilité. Passible de 90 % des endométrites et salpingites septiques (Gray Ward) la blennorragie est la grande plaie qui concourt insidieusement à l'extinction de l'espèce. Elle fait plus de mal à ce point de vue que la syphilis.

Cette importance de la blennorragie est capitale. Nœggerath estime qu'elle est le facteur de 50 % des stérilités masculines ou féminines. Sur 227 cas de stérilité, Lier et Ascher signalent 121 fois la gonorrhée causale.

Ce fait paraît bien établi, et cependant Bumm avec l'autorité qui s'attache à son nom est d'un avis un peu différent. Deux tiers des cas, dit-il, de stérilité sont dus au manque de développement congénital de l'appareil génital. Le manque de développement serait dû peut-être à des inflammations génitales intra-utérines possibles et inconnues dans lesquelles la tuberculose jouerait sans doute un rôle. Poncet n'a-t-il pas soutenu qu'il y avait là une manifestation de la tuberculose inflammatoire ?

Frœnkel a cherché à établir une statistique étiologique aussi précise que possible portant sur 200 cas de stérilité. Il avoue lui-même que le diagnostic d'origine était bien souvent difficile à préciser et, en tenant compte des erreurs possibles venant de ces difficultés, voici l'échelle intéressante qu'il établit.

Sur 200 cas de stérilité, il trouve :

134 stérilités primaires
66 stérilités secondaires.

Stérilités primaires : 134 cas.

Gonorrhée	37 cas
Hypoplasie génitale	36 —
Endométrite	16 —
Fibrome utérin	8 —
Rétrov. mobile	3 —
— compliquée	7 —
Sal. ov. et périmétrite non gonococcienne	4 —
Catarrhe cervical et sténose secondaire de l'orifice externe	3 —
Paramétrite postérieure avec fixation utérine	3 —
Antéflexion exagérée	3 —
Polypes du col	1 —
Kyste tordu	1 —
Vaginisme	2 —
Hymen récalcitrant	2 —
Rien d'anormal chez les deux époux	1 —
Faute du mari	7 —
	134

Stérilités secondaires : 66 cas.

Un seul enfant	57 cas
Avortement, accouchement prématuré ou grossesse tubaire	9 —
	66

Si cette classification paraît un peu schématique, elle reste instructive au point de vue des proportions causales et nous paraît mériter d'être rapportée.

3° **La curabilité de la stérilité.** — Il serait du plus grand intérêt de savoir, sur les 15 % de mariages stériles, le nombre des résultats thérapeutiques que l'on peut espérer. Il n'existe à ce sujet aucune statistique générale et nous ne pouvons sur ce point que formuler quelques généralités. Trop souvent la notion causale échappe et trop souvent le traitement forcément empreint d'un certain degré d'empirisme reste sans résultat ; dans nombre de cas où la cause peut être reconnue et traitée, la stérilité persiste.

La fréquence de la stérilité d'origine maritale, la fréquence des lésions féminines locales dues à la blennorragie, permet d'ores et déjà d'exprimer quelques craintes visant la fréquence de la curabilité de la stérilité et de l'efficacité du traitement. Il est certain que la stérilité d'origine péritonéale, tubaire ou ovarienne sera bien souvent incurable. Nous verrons au chapitre spécial ce qu'on peut espérer à ce point de vue. L'infantilisme génital, le développement incomplet de l'utérus, échappent aussi bien souvent aux ressources thérapeutiques. Mais ils peuvent quelquefois se modifier dans certaines conditions variables d'âge et de temps.

La stérilité d'origine septique est beaucoup plus redoutable que la stérilité d'origine mécanique et les chances de guérison seront d'autant plus grandes que l'obstacle sera purement mécanique et siégera plus bas sur le tractus génital; localisé à la vulve, au vagin ou au col utérin il sera infiniment plus accessible au traitement.

Recaseus, de Madrid, estime que les stérilités dont la cause réside dans le tractus génital inférieur sont les plus curables, celles dont la cause siège dans le tractus moyen sont peu curables. Celles qui dépendent des annexes sont incurables le plus souvent et ne peuvent être traitées qu'occasionnellement si les processus pathologiques imposent une intervention abdominale que l'on s'efforcera de rendre curatrice de la stérilité.

Quelques statistiques françaises donnent les résultats suivants:

Pozzi, 30 % de succès dans les stérilités d'origine cervicale; Doléris et Lefèvre, 16 % de succès dans le traitement de la forme commune de la stérilité chez la femme.

Quant aux stérilités dépendant de troubles fonctionnels ovariens causés par des maladies générales, leur guérison est évidemment subordonnée à la nature de la maladie. Aucune série d'observations publiées, aucune statistique précise ne nous permet de donner à ce point de vue une idée même approximative des chances de curabilité.

DIVISION DU SUJET

Nous avons posé en règle générale que le traitement de la stérilité chez la femme doit s'efforcer d'être causal. Le plan que nous allons suivre, à l'exemple d'Auvard, dans cette étude est subordonné à cette notion et nous passerons successivement en revue le traitement de la stérilité:

1° Causée par des troubles fonctionnels génitaux par maladies ou causes générales:

2° Causée par des malformations ou maladies locales siégeant :

a) Dans le tractus génital inférieur :
vulve et vagin ;
b) Dans le tractus génital moyen :
utérus ;
c) Dans le tractus génital supérieur :
trompes,
ovaires,
péritoine pelvien.

Nous appliquerons ce plan d'étude successivement à la stérilité primaire, de beaucoup la plus fréquente et la plus importante à considérer, et à la stérilité secondaire.

STÉRILITÉS PRIMAIRES

I. — STÉRILITÉS PAR MALADIES OU CAUSES GÉNÉRALES.

Elles sont liées à des troubles fonctionnels de l'ovulation, causés par un état pathologique de l'organisme en dehors de toute maladie de l'appareil génital.

De toutes les causes de stérilité ce sont les moins bien connues, les plus vagues, celles aussi qui échappent le plus à tout traitement précis. Outre qu'il est bien difficile de reconnaître les rapports de l'affection générale et de la déchéance de la fonction ovarienne, il y a fréquemment des femmes stériles qui ont, en même temps qu'une maladie générale évidente, une légère lésion génitale organique qui attire peu l'attention et qui est peut-être la cause directe et précise de la stérilité.

Il y aurait à fouiller ce chapitre un intérêt pathogénique puissant. Mais tout est bien obscur sur ce terrain, car ce qu'on pourrait appeler l'énergie fonctionnelle de l'ovule nous est inconnue, l'histologie elle-même ne pouvant nous donner, ainsi que l'expérimentation, que des renseignements nuls.

Il est certain qu'il y a des femmes à énergie reproductrice considérable, d'autres moindre, en dehors de toute maladie générale ou locale constatée. C'est la manifestation de vitalité d'origine ancestrale, qui dérive de la race, qui se poursuit dans une même famille, dans plusieurs générations pour s'épuiser ensuite. Elle dépend souvent d'un genre de vie social, vie à la campagne ou à la ville. L'influence générale de la civilisation se fait sentir, mais il serait illusoire de croire que c'est exclusivement en modifiant l'état de santé générale. Les femmes de la classe aisée sont mieux soignées que celles de la campagne. Elles sont plus entourées de soins médicaux ou hygiéniques et il est probable que, si leur fécondité est moindre, c'est surtout parce que les pratiques néo-malthusiennes fleurissent davantage dans ce milieu.

Les causes générales sont-elles prépondérantes dans la fréquence de la stérilité, ou sont-ce les causes locales? Ces dernières plus précises, plus directement attaquables par le gynécologue ont été bien plus étudiées, traitées, et sur elles on a beaucoup plus écrit, mais elles sont certainement au second plan. Les causes générales nous sont seulement moins connues et bien peu d'auteurs en ont abordé l'étude avec des statistiques et observations démonstratives.

Nous n'avons encore aucun moyen efficace d'augmenter l'énergie fonctionnelle de l'ovule, aucun moyen médical d'augmenter la vitalité et l'énergie reproductrice de l'individu.

Contrairement à certains animaux, on ne peut rien pour la race humaine dont les accouplements obéissent à des volontés individuelles, à des caprices sociaux ou à des lois sentimentales, qui échappent à l'influence du médecin. Le rôle de ce dernier est de diriger les mariages chaque fois qu'il en aura le pouvoir, dans le sens d'unions d'individus sains et vigoureux pour donner aux descendants toute chance d'une vitalité normale et pour éviter les états morbides dérivant de l'hérédité.

A cet égard la campagne entreprise par Pinard en vue de ce qu'il appelle la puériculture avant la naissance est digne de la plus grande attention. Enseigner aux procréateurs dans quelles conditions de santé, de vitalité, ils peuvent agir; leur défendre la procréation avant le traitement prolongé de leurs tares, sera un moyen d'augmenter la vitalité des descendants et par suite la fécondité de la race. Défendre le mariage aux tuberculeux, à certains nerveux, aux épileptiques, etc., sont autant de points trop connus dans la thérapeutique préventive des hérédités malsaines pour que nous insistions davantage sur ce point. D'ailleurs une science nouvelle vient de coordonner tous les efforts dans ce but, l'eugénique, et si le récent Congrès de Londres a montré qu'elle n'est qu'à son aurore il y a lieu d'espérer beaucoup de ses résultats à venir.

Eugénique et homoculture sont deux facteurs importants de perfectionnement social qui porteront sans doute leurs fruits dans l'avenir en éliminant les produits tarés et en créant une race plus forte et plus féconde.

Mais nous devons nous borner à ces considérations générales dont les applications quelque fréquentes qu'elles puissent être ne rentrent pas dans le cadre de ce rapport.

Maladies générales chroniques. — Certaines maladies chroniques doivent imposer quelques brèves remarques.

La syphilis, dont l'action est si néfaste sur le produit de conception, est-elle une cause de stérilité chez la femme? Il paraît impossible de le démontrer. Il est logique d'admettre que l'imprégnation syphilitique peut influencer l'ovule au point de le rendre pendant un certain temps inapte à être fécondé, comme plus tard elle le rend si souvent inapte à se développer normalement. Mais l'on voit accoucher dans les maternités tant de femmes syphilitiques qu'on peut en conclure que cette influence est au moins momentanée.

En tout cas toute syphilis diagnostiquée chez la femme demande un traitement sérieux et prolongé. Il sera donc toujours indiqué de la traiter énergiquement chez une femme stérile.

Nous ne parlerons pas du *diabète*, de l'*albuminurie chronique*. Chez les femmes atteintes de ces maladies la stérilité est plutôt à souhaiter et à conseiller qu'à traiter, car outre les complications maternelles que la grossesse peut entraîner bien souvent le produit de conception sera expulsé prématurément ou mourra *in utero*. Si la *tuberculose* crée indiscutablement dans certains cas des troubles de la fonction ovarienne, de l'aménorrhée et de la stérilité, nombre de tuberculeuses sont désespérément fécondes et les discussions actuelles sur l'avortement provoqué et même la stérilisation préventive admis en Allemagne chez les tuberculeuses nous dispensent d'insister sur ce point.

Plus intéressants sont les rapports de l'*obésité* et de la stérilité au point de vue thérapeutique. Ils ont fait l'objet de nombreux travaux en particulier d'Auvard qui divise un peu théoriquement les obèses en intègres, à composition sanguine normale, à viscères respectés par l'envahissement adipeux, conservant celles-là leurs facultés de reproduction, et en déchues, celles-ci stériles.

Il est certain, d'autre part, que si l'on voit fréquemment des obèses stériles, on en voit qui sont extrêmement fécondes. Horrocks cite le cas d'une femme pesant 140 kilogrammes qui avait 10 enfants. L'un de nous a vu une femme toute petite pesant néanmoins 112 kilogrammes accoucher 7 fois dans son service.

Il faut donc distinguer entre les différents types cliniques d'obésité.

Dans certains cas que l'on pourrait appeler obésités constitutionnelles, il s'agit de femmes qui, par fonctionnement anormal de certaines glandes à sécrétions internes, sont obèses dès l'enfance ou dès la puberté. Chez elles, les règles sont ou absentes ou irrégulières ou à peine ébauchées. Chacun connaît ce type de jeune fille obèse qui a été la préoccupation incessante de ses parents au point de vue esthétique, et à laquelle des traitements variés ont été prodigués le plus souvent sans grand résultat. Celle-là sera souvent stérile ou au moins fort peu féconde.

Un deuxième type clinique est constitué par la femme à peu près normale qui dès son mariage, en quelques mois ou en quelques années, devient obèse malgré sa jeunesse. Ses fonctions menstruelles à peu près normales s'atténuent progressivement au point de disparaître parfois, et elle reste souvent stérile aussi. Très désireuse de maternité elle se présentera un jour ou l'autre au clinicien avec tous les symptômes d'une grossesse par illusion pure (grossesse graisseuse des anciens).

Enfin un troisième type est constitué par l'obésité acquise, par excès d'alimentation, par ralentissement de la nutrition à laquelle la grossesse n'est souvent pas étrangère. L'obésité est souvent ici liée avec l'âge, elle a été précédée par une période de fécondité que l'obésité progressive ne paraît pas notablement entraver dans la suite.

Les deux premiers types seuls nous intéressent et il est certain qu'ils sont liés au moins en partie à une insuffisance de l'activité ovarienne. L'obésité des castrats, les obésités de la ménopause sont là pour démontrer cette liaison. Ces femmes ne sont pas stériles parce qu'elles sont obèses. Elles sont obèses parce qu'elles ont un fonctionnement insuffisant de la glande ovarienne, d'où découle à la fois l'adiposité excessive et la stérilité.

Mais comment modifier cet état, comment rendre à l'ovaire son énergie fonctionnelle soit ovigène soit sécrétoire ? Si l'on peut émettre une hypothèse plausible sur la pathogénie, on reste au point de vue thérapeutique dans le domaine de l'empirisme et la seule ressource est d'appliquer le traitement ordinaire de l'obésité. Au surplus, Mauriceau, Blondel, Auvard, ont cité des exemples de femmes stériles devenues enceintes après le traitement énergique de leur obésité.

Obéissant à une idée d'un ordre différent, Pinard applique à ces femmes le régime lacté rigoureux ; il a eu par ce traitement de nombreux succès. Le lait agit-il ici en diminuant simplement les ingesta et en supprimant par ce fait l'adipose ? Agit-il comme désintoxiquant en éliminant de l'organisme des poisons qui eux-mêmes influenceraient l'activité ovarienne ? Il n'est pas illogique de penser que cette seconde action est au moins aussi importante que la première.

Intoxications. — Les intoxications (sulfure de carbone, plomb, tabac) ont une influence certaine sur la stérilité. Les sujets soumis à ces causes débilitantes auraient une fécondité moindre ou seraient exposés aux avortements. L'influence de l'alcool est encore mal établie. Si elle est réelle sur la vitalité du produit de conception il n'est pas démontré qu'elle puisse à elle seule engendrer la stérilité. Il va sans dire qu'il faudra essayer de soustraire la femme stérile à ces intoxications déprimantes dans la mesure du possible.

Les ressources thérapeutiques sont nulles en ce qui concerne les causes de stérilités vagues et incertaines visant les *races* et leurs croisements, les *climats*, l'*alimentation*, la *gémellité*, etc., aussi n'aborderons-nous pas ces questions renvoyant d'ailleurs au chapitre très complet sur ce point du livre de Sinety. Cet auteur étudie en particulier très complètement les rapports de la stérilité avec les mariages consanguins. Si les parents sont vigoureux et bien portants, leur fécondité est normale et l'union favorable à l'extension de l'espèce. Les tares des parents au contraire se transmettront à leur descendance en quelque sorte en se multipliant. Le rôle du médecin consulté sur ce point n'est donc pas de proscrire le mariage consanguin en lui-même, mais d'empêcher celui qui serait l'aboutissant d'individus doublement tarés. Une statistique de Montegazza donne comme chiffre de stérilité, dans les mariages consanguins seulement, 8,9 %.

Surmenage. — Le surmenage intellectuel n'a d'influence que s'il est longuement persistant et le fait est rare chez la femme. Dixon a fourni des statistiques montrant que les professeurs ou élèves de certains établissements d'instruction supérieure de femmes, une fois mariées, avaient une fécondité ordinaire.

Quant au surmenage génital il se comprend mal normalement chez la femme mariée. A quelques conseils utiles et discrets se bornera l'influence thérapeutique. Le principal travail (Roubaud) établissant son action possible a surtout puisé ses sources dans l'étude des prostituées. Mais chez elles, la syphilis, la blennorragie, l'emploi constant des moyens anticonceptionnels n'expliquent que trop leur indéniable quoique relative infécondité.

Troubles de la menstruation. — En somme, de toutes les causes générales, dont le résultat est un trouble de la fonction ovarienne, une incapacité de l'ovule d'arriver à maturation, nous ne pouvons savoir rien de précis, parce que l'organe même, ovaire et ovule, échappe à notre observation ; et nous ne saurions rien en réalité s'il n'existait pas une fonction qui nous renseigne dans une certaine mesure sur l'état de l'ovulation, c'est la fonction menstruelle.

C'est elle qui est notre seul guide en la matière, c'est de ses anomalies seules, associées à quelques autres troubles fonctionnels, que nous pouvons tirer quelques conclusions, car il existe une relation indéniable entre ces deux phénomènes et leurs variations pathologiques.

L'ovulation et la menstruation ont sans doute une indépendance relative. Des ovulations peuvent exister sans menstruation et la fréquence de la conception dans l'aménorrhée de l'allaitement est là pour le démontrer. De même on voit quelques femmes garder encore quelque temps des règles après une ovariotomie double.

Mais, cliniquement, il est indiscutable que les deux phénomènes sont presque toujours synergiques, en corrélation l'un avec l'autre et qu'une bonne menstruation traduit en général une ovulation normale.

La menstruation est d'ailleurs la manifestation générale apparente et très réelle de la période pendant laquelle la femme est fertilisable : elle traduit suivant la séduisante conception de Pinard, cette période de la vie féminine où l'Espèce qui sommeillait tant que le support individuel était insuffisamment développé, manifeste sa vitalité par la maturation des ovules primordiaux et leur aptitude à être fécondés.

Or, cette aptitude paraît d'autant plus énergique que la menstruation est plus normale, qu'elle présente une allure régulière et rythmique, qu'elle est toujours identique à elle-même au point de vue de ses signes extérieurs, périodicité, durée, régularité, quantité et qualité de l'écoulement sanguin qui s'échappe des organes génitaux.

Toute femme de 20 à 30 ans, réglée d'emblée régulièrement de 12 à 15 ans, à règles indolores, toujours semblables à elles-mêmes, est 999 fois sur 1.000 une femme fertilisable, unie à un infécond (Pinard).

Toute femme réglée tardivement de 16 à 20 ans, irrégulièrement, perdant peu de sang, présentant un malaise général avec

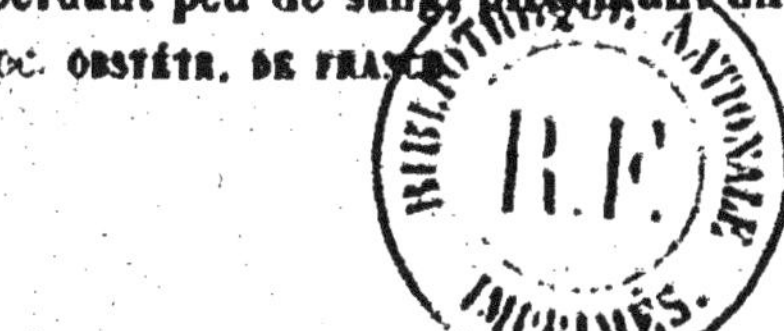

douleurs plus ou moins vives dans la région ovarienne est une femme dont l'ovulation est difficile et imparfaite.

Toute femme d'abord réglée normalement à la puberté, qui perd ensuite de moins en moins avec des interruptions de plusieurs mois, des retards de plus en plus grands pour amener quelquefois l'aménorrhée complète est une femme dont les œufs ne mûrissent plus. La glande génitale est en état d'impotence (Pinard).

Toute femme à règles normales qui présente depuis quelque temps des règles de plus en plus abondantes et fréquentes avec pertes et caillots est une femme dont l'utérus est envahi par des néoproductions fibromateuses par absence de fertilisation (Pinard).

Toute femme réglée très tard sera plus tardivement fertilisable et parfois seulement vers 28 ou 30 ans.

L'aménorrhée, les dysménorrhées, les ménorragies, les métrorragies sont donc de précieux indices de l'aptitude ou de l'inaptitude féminine à être fécondée.

Comment traiter ces troubles menstruels et rendre ces femmes fécondes ? Les seules ressources thérapeutiques, dont on puisse malheureusement espérer bien peu, visent à traiter, à modifier l'état général.

La vie au grand air à la campagne, les ressources d'une vie active et hygiénique, les toniques généraux, la bonne alimentation, le changement de climat donneront quelquefois des résultats inespérés.

Le régime lacté absolu suivi à plusieurs reprises pendant un mois ou deux ont donné de nombreux succès chez les femmes progressivement aménorrhéiques et progressivement obèses (Pinard).

L'électricité statique longtemps prolongée et surtout le traitement thermal trouveront dans tous ces cas leurs applications de choix et nous nous contenterons de citer, sans essayer d'en préciser les indications, les stations thermales les plus utiles comme adjuvant des traitements généraux : Bagnères-de-Bigorre, Saint-Sauveur, Biarritz, Salies-de-Béarn, Salins, Brides, Plombières, Luxeuil, etc. A la base des traitements dans ces villes d'eaux se trouve, à côté du repos, de la vie hygiénique et riante, la balnéation vaginale intensive qui ne sera pas non plus sans influence sur les troubles circulatoires des organes génitaux et même sur des reliquats infectieux.

Quel que soit le mode d'action intime de ces eaux dont on a

signalé partout depuis quelques années, la puissance radioactive. il est indéniable qu'elles comptent à leur actif nombre de succès.

II. — STÉRILITÉS D'ORIGINE LOCALE.

Parmi toutes les causes locales, celles qui siègent à la vulve et au vagin sont relativement les plus rares, et si nous donnons à ce chapitre un assez grand développement, c'est en considération de ce point essentiel que de toutes les causes de stérilité chez la femme, ce sont celles qui sont le plus facilement le plus directement attaquables par un traitement simple et par suite celles qui sont le plus facilement curables.

Une vulve et un vagin normalement conformés, normalement perméables, sont nécessaires à l'accomplissement de l'acte génital. L'impossibilité du coït par une malformation ou une maladie de la vulve ou du vagin conduit à la stérilité par inaptitude au coït, ou comme on le dit, par impuissance féminine.

De tous ces obstacles, les uns, tels que inflammations, éruptions locales, brûlures, tumeurs, traumatismes, ne font sentir leur action que d'une façon passagère et doivent être traités par les moyens ordinaires.

Mais elles peuvent entraîner et laisser après elles par leur cicatrisation, une déformation atrésiante qui constituera l'obstacle à la copulation, ou un état fonctionnel de vaginisme qui aboutira au même résultat.

C'est donc l'atrésie de la vulve et du vagin, qu'elle soit congénitale, acquise ou fonctionnelle, que nous aurons surtout en vue.

I. — VULVE.

I. Atrésies congénitales. — La plus communément rencontrée est celle qui est constituée par la *persistance de l'hymen.* Si cette membrane en général falciforme ou bilabiée, cède habituellement dès les premiers rapports, elle constitue parfois quand elle est anormalement épaisse ou étendue (hymen circulaire, hymen cribriformis, hymen ponctué) un véritable obstacle à la défloration.

Sous l'influence d'efforts de coït répétés et prolongés, elle se laisse plus ou moins refouler et se crée alors un infundibulum dans lequel a lieu l'éjaculation. Les spermatozoïdes peuvent pénétrer par leurs propres forces dans le vagin, la fécondation avoir lieu, comme en témoignent les cas observés, par tous les accoucheurs, de grossesse et d'accouchement malgré la persistance de l'hymen. Tantôt on les observe peu après le mariage, l'impossibilité de la fonction poussant les époux à demander les ressources de l'art, tantôt on les observe plus tardivement après plusieurs années de coït incomplet ou même de coït impossible. Ces cas sont rares, mais il en existe des observations indiscutables (Moriceau, Amand, Mondot, Auvard, Hergott).

Tel est le cas bien connu d'une femme qui devint enceinte au moment où son mari demandait le divorce, le coït étant impossible (F. de Hilden). Tels sont les cas plus récents de Godefroy, de Martinelli, d'Albespy, de Besson, de Ladinski, de Chapotin. Moriceau n'écrivait-il pas déjà : « Moi j'ai vu plusieurs filles qui « croyant seulement badiner avec des garçons, ont été engros« sées à leur grand étonnement, quoiqu'elles ne leur eussent « permis aucune introduction effective du membre viril. »

Plus rare encore est l'imperforation de l'hymen qui aboutit, dès la puberté, aux diverses complications d'hématocolpos, d'hématométrie d'hématosalpinx, qui conduisent en général la malade chez le chirurgien bien avant la nubilité. Bothers a pu réunir, dans une période de 20 années, 164 observations d'atrésies génitales avec rétention sanguine et il signale que, dans 7 cas où il s'agissait simplement d'un hymen imperforé, la guérison se fit spontanément par rupture de la poche sanguine. Bien que cette terminaison soit loin d'être la règle, elle est à signaler en passant.

Zinstag a cité une observation d'imperforation de l'hymen ayant permis la fécondation. Au moment de l'accouchement, il ne put retrouver le pertuis qui l'avait permise. Il s'agissait sans doute d'une oblitération secondaire, d'une sorte d'agglutination du pertuis.

Tous ces cas sont justiciables d'une seule et même méthode de traitement, l'incision sous anesthésie locale ou générale.

Suivant la conformation anatomique de l'hymen, on pratiquera soit la simple incision en rayons de roues, soit l'excision de quelques lambeaux. Il sera préférable d'étendre l'incision sur le cercle fibreux hyménéal qui résiste le plus souvent à la défloration et ne se rompt qu'au moment de l'accouchement. L'hémorrhagie, insignifiante le plus souvent, sera facilement combattue par une mèche de gaze laissée à demeure quelques heures. Ce traitement donnera évidemment les plus beaux succès dans la cure de la stérilité féminine relevant de cette cause purement locale.

Les atrésies congénitales de la vulve sont parfois observées à un degré extrême; elles coïncident alors avec un vagin absent ou réduit à un mince cordon fibreux rendant la fertilisation de la femme impossible. Une opération plastique pourra tout au plus créer un orifice et une cavité dans le seul but de permettre un coït plus ou moins normal sans espoir de fécondation.

II. Atrésies acquises. — Elles s'observent à la suite de la cicatrisation vicieuse de lésions traumatiques ou produites par des brûlures de liquides bouillants ou caustiques, d'ulcérations ou de foyers gangréneux avec pertes de substances. Mais la majorité de ces atrésies acquises, coïncident avec des atrésies vaginales de même étiologie. Il est exceptionnel que le rétrécissement siège à la vulve exclusivement. Quelques auteurs ont cependant vu la coalescence des petites lèvres à la suite d'affections inflammatoires constituant une sorte d'infibulation d'origine pathologique (Amand, Sänger). Une simple incision de débridement suffit à lever l'obstacle.

Les atrésies acquises de la vulve quels que soient leur forme ou leur degré (brides transversales, longitudinales, circulaires, anneaux complets), laissent un pertuis ou un canal qui aboutit dans le vagin. C'est en se guidant sur ce pertuis que l'on pratiquera la dilatation progressive de l'orifice vulvo-vaginal, accompagnée de débridements plus ou moins étendus. Bien rarement, l'excision de tout ou partie de l'orifice vulvo-vaginal sera nécessaire pour donner à la vulve une conformation à peu près normale et un degré de perméabilité suffisant pour permettre le coït complet.

Ce ne serait que dans les cas, trop rares pour que nous y insistions, de tumeurs bénignes ou malignes de la région, qu'une excision étendue des tissus entraînera comme corollaire une restauration autoplastique. Nous signalons simplement, à titre documentaire, le procédé décrit par Dudley, de Chicago, qui paraît intéressant par sa simplicité.

Les atrésies congénitales et surtout acquises de la vulve, peuvent être une cause de dystocie et il y a lieu de se demander si ce n'est pas là une raison de s'abstenir du traitement de la stérilité si l'on prévoit un obstacle à l'accouchement. La crainte de la dystocie doit elle contre-indiquer le traitement de la stérilité?

nous ne le croyons pas. La dystocie, d'origine exclusivement vulvaire est peu redoutable et relève de moyens obstétricaux en général simples. Même, étant donnée la bénignité actuelle de l'accouchement chirurgical, fût-ce au prix d'une césarienne, le médecin, abandonnant un peu la défense de l'individu au profit de l'espèce doit agir, non sans avoir cependant averti la femme de l'éventualité d'un accouchement laborieux.

III. Atrésies fonctionnelles. Vaginisme. — Le vaginisme est un syndrome clinique, de causes et de nature assez diverses, constitué par un état d'hyperesthésie de la région vulvo-vaginale accompagné le plus souvent de contracture de tous les muscles du plancher pelvien et rendant le coït si douloureux qu'il est le plus souvent incomplet ou même absolument impossible. Suivant que l'un ou l'autre élément prédomine, il est dit hyperesthésique ou contractural.

Développé chez des femmes impressionnables et nerveuses, cet état est quelquefois symptomatique d'une irritation ou inflammation locale douloureuse (vulvite, herpès, ulcération, fissures, etc.); souvent son point de départ réside dans les traumatismes qui accompagnent les premières tentatives de défloration. Les érosions qui en résultent sont l'origine de réflexes qui augmentent l'élément hyperesthésique et rendent le plus léger contact très douloureux. Mais, en dehors de ces causes locales, il y a ordinairement chez le sujet, un élément nerveux général psychique, pourrions-nous dire. Il existe seul bien souvent; le vaginisme est dit alors idiopathique.

Dans quelle mesure cet obstacle réel à l'accomplissement de l'acte génital produit-il la stérilité? Il n'est pas rare d'observer, seulement à l'occasion d'une grossesse des femmes atteintes de vaginisme, soit qu'elles n'aient pas osé consulter avant, soit qu'elles aient cru à un état normal. Le plus souvent, la stérilité existe au moins pendant quelque temps. Puis, au cours de tentatives réitérées de coït, à la suite d'une demi-défloration ou même d'une simple éjaculation sur la vulve, les spermatozoïdes peuvent pénétrer dans le vagin et une fécondation s'ensuit.

Budin cite le cas d'une dame belge qui ne devint enceinte qu'au bout de 21 ans de mariage. Le coït avait toujours eu lieu à l'extérieur.

Küntzch, de Postdam, rapporte une observation de vaginisme par résistance de l'hymen et kyste rétro-hyménéal ayant empêché tout coït depuis deux ans. La fécondation eut lieu, cependant, mais à la suite du traitement auquel l'auteur crut devoir ajouter une hystérométrie intempestive, la malade avorta d'un œuf de quelques semaines dont l'existence paraissait fort improbable.

Plus récemment encore, J. Reich rapportait 1 cas de vaginisme et 2 cas de conception sans intromission du pénis.

Le coït peut donc être très douloureux, incomplet sans empêcher la grossesse. Il peut être absolument impossible et même dans ce cas, l'activité des spermatozoïdes peut aboutir à la fécondation après simple éjaculation vulvaire. La femme atteinte de vaginisme n'est donc que rarement stérile au sens absolu, mais sa fécondité est souvent retardée et en tout cas, généralement restreinte.

Dans quelle mesure l'accouchement fait-il disparaître le syndrome? Presque toujours, si le vaginisme est nettement symptomatique d'un état vulvaire local, d'une lésion inflammatoire ou érosion si minime soit-elle.

Il est loin d'en être toujours ainsi et l'on constate à peine une atténuation quand l'élément hyperesthésique *sine materia* prédomine. Dans certains cas rebelles, l'accouchement ne produit aucun changement, ainsi qu'en fait foi l'observation suivante de Planchu.

Femme mariée tard, à 40 ans, avec un jeune homme de 30 ans. Un vaginisme atroce se manifeste dès les premières tentatives de coït. Au bout d'une année de stérilité et de drames conjugaux un demi-coït obtenu par la force aboutit à une grossesse. Accouchement à la campagne. Application de forceps sous anesthésie; large déchirure du périnée respectant à peine le sphincter anal. Malgré l'absence de restauration périnéale, bien qu'il n'y eut plus aucun obstacle anatomique, le coït reste impossible et chaque tentative provoque une invincible réaction de défense et des crises nerveuses.

Après une longue période de stérilité la malade redevient enceinte à 47 ans alors que le coït avait toujours été intercrural. Elle rentre à la maternité de la Croix-Rousse pour accoucher. Toute exploration est impossible, une canule vaginale ne peut être tolérée, le simple contact d'un lavage externe est atrocement douloureux. Et cependant sous anesthésie on constate qu'il n'y a aucun état inflammatoire local; bien plus l'introduction de toute la main dans le vagin se fait avec la plus grande facilité.

Voilà un cas rebelle à la large dilatation de l'accouchement et qui aurait résisté à tout traitement dilatateur.

Il résulte de ce que nous venons d'exposer que le traitement de la stérilité dans le vaginisme sera le plus souvent occasionnel dirigé presque toujours au début non contre la stérilité elle-même mais contre les difficultés d'accomplir normalement l'acte génital. Pour les deux raisons il n'en est pas moins logique d'employer toutes les ressources thérapeutiques.

Le traitement général restera le plus souvent sans effet. Sans doute il s'agit de femmes nerveuses, mais il serait illusoire de compter trop sur le bromure ou l'hydrothérapie pour atténuer les hyperesthésies vulvaires idiopathiques. L'idée directrice du traitement se résume en somme à supprimer les obstacles à l'intromission pénienne résultant de la résistance et de l'étroitesse vulvaire et à diminuer dans la mesure du possible les frottements pendant le coït.

Budin, partisan des procédés de douceur, s'est toujours contenté de bains de siège répétés, d'application de vaseline cocaïnée à $\frac{1}{30}$, et de la dilatation progressive par des bougies d'Hegar (n°s 35, 36, 37, 38), introduites fréquemment par la malade elle-même. Auvard a fait construire dans le même but un dilatateur à bougies métalliques s'emboîtant l'une dans l'autre.

Dans la plupart des cas légers ce traitement suffira.

Mais pour peu que le vaginisme soit intense et qu'il apporte réellement obstacle au coït, surtout s'il y a une étroitesse vulvaire marquée, il est nécessaire de recourir à une dilatation plus étendue extemporanée sous anesthésie générale.

L'instrument dilatateur importe peu. Bougies, spéculum, doigts, main introduite en cône. Un moyen intéressant a été employé par Funck-Brentano. Sous anesthésie un ballon de Champetier de Ribes de 6 à 7 centimètres de diamètre est introduit et gonflé dans le vagin. On exerce alors sur lui des tractions progressives qui extériorisent l'hymen ou ses débris et font bomber le périnée. L'hymen est excisé facilement sur ce support et l'on continue à extraire très lentement le ballon. S'il y a des déchirures vulvo-vaginales on tamponne et on laisse 24 heures à demeure une mèche de gaze. Si la dilatation s'est faite sans effraction, on introduit avec le même manuel opératoire un ballon de plus gros calibre ; des injections vaginales chaudes sont pratiquées dans les jours suivants. Trois observations rapportées par l'auteur montrent l'excellence de ce procédé auquel nous accordons toutes nos préférences. Il crée une dilatation uniforme suffisante, et évite mieux que les autres moyens, des déchirures plus ou moins étendues.

Est-il nécessaire d'aller plus loin et d'employer un véritable traitement chirurgical, dans le but de créer d'une façon permanente un vaste orifice vaginal : section du sphincter vaginal de Sims, section du constricteur et du releveur de l'anus de Richard, sections des muscles périnéaux après dédoublement et relèvement d'un lambeau vaginal, remis en place et suturé après la section musculaire (Auvard). Ces moyens ont tous le défaut de compromettre, s'ils sont poussés trop loin, la statique des organes pelviens, et s'ils sont trop timides de ne pas amener grande amélioration. Ils resteront impuissants dans les cas rebelles ils sont inutiles dans les cas plus bénins.

La vulvo-plastie bilatérale telle que la décrit Pozzi est plus séduisante. La section ne porte que sur le cercle hyménéal, la muqueuse et les fibres les plus superficielles du constrictor cunni. Elle ne compromet pas la solidité du plancher pelvien et la restauration plastique donne aux tissus une souplesse et une élasticité suffisantes si elle n'est pas aussi efficace que la dilatation forcée, quand l'élément contractural est prédominant.

Malgré les nombreuses ressources thérapeutiques que nous venons d'exposer, il ne faut pas se dissimuler que le résultat obtenu est bien rarement complet. Le vaginisme vrai idiopathique persiste toujours plus ou moins douloureux, mais dans la cure de la stérilité il importe seulement d'arriver à un résultat permettant un coït sinon agréable, du moins suffisamment pénétrant pour faciliter la fécondation. Les accouchements ultérieurs viendront quelquefois ajouter leur heureuse influence modificatrice.

IV. Anomalies fonctionnelles dans l'acte génital. — Les différentes malformations ou obstacles vulvaires que nous venons de passer en revue, ont parfois pour conséquence de créer *le coït par erreur de lieu*, soit que le pénis s'engage peu à peu dans l'urètre élargi, soit qu'il glisse à la faveur d'une inclinaison vulvaire anormale dans le pli fessier et l'anus. Mais pour que pareil fait se produise il faut réellement qu'il y ait chez les époux une inexpérience telle, qu'elle semble peu admissible dans la société actuelle.

Si invraisemblable que cela soit, il existe cependant des ménages stériles parce qu'ils n'ont pas une connaissance suffisante des choses de l'amour; leur inexpérience rend infructueuses leurs tentatives. On comprend que de telles situations soient fort rares. Cependant Pinard n'a-t-il pas eu l'étonnement sur plus de 1.000 cas de stérilité de constater 4 fois la persistance de la virginité dans ces conditions.

Parfois, c'est un petit détail pathologique chez le mari qui en est l'excuse. L'un de nous a été consulté par une jeune femme mariée depuis 11 mois et qui s'étonnait de ne pas être encore enceinte. L'examen montrant une virginité certaine, le mari fut interrogé. Atteint d'un phimosis très serré il s'était marié vierge. Cette malformation le rendait fort timide dans ses tentatives d'ailleurs douloureuses. Une grossesse survint 3 mois après la circoncision.

On a même rencontré l'ignorance absolue chez le mari comme chez la femme des premiers éléments physiologiques. Témoin l'observation bien connue de Diday, qui dut, dit-il, indiquer le lieu et l'attitude, et véritable chef d'orchestre, marquer lui-même aux époux la mesure appropriée.

Dans tous ces cas qui, évidemment, ne se rencontrent que chez des individus dont on peut dire qu'ils sont, à notre siècle, intellectuellement anormaux, faire le diagnostic de l'origine, c'est trouver l'orientation du traitement.

II. — VAGIN.

Le vagin est l'organe de la copulation. C'est lui le réservoir dépositaire momentané des spermatozoïdes. A son extrémité profonde, le col utérin plonge en saillie dans un cul-de-sac circulaire, voûte vaginale, où il baignera dans le liquide fécondant déposé pendant le coït. L'intégrité anatomique ou fonctionnelle du vagin est donc un élément à considérer dans les phénomènes de la génération. Il est assez logique de penser que toute malformation ou maladie de cet organe, puisse intervenir comme élément causal dans la genèse de la stérilité féminine.

Les différentes altérations que l'on peut rencontrer sont :

1° Des malformations congénitales ou acquises (atrésies, communications anormales avec les organes voisins, vessie et rectum, anomalies d'étendue, vagins courts ou longs);

2° Des affections pathologiques diverses (tumeurs, kystes, etc.);

3° Des inflammations aiguës ou chroniques, altérant les sécrétions et nuisant à la vitalité des spermatozoïdes.

1° Malformations congénitales (*Diaphragmes transversaux, brides transversales, cloisonnements longitudinaux complets ou incomplets*).

Diaphragmes transversaux. — Très rarement complets ils aboutissent aux diverses rétentions sanguines qui conduisent de bonne heure la malade chez le chirurgien.

Ils sont le plus souvent percés d'un orifice plus ou moins étroit, parfois punctiforme, difficile à découvrir, et permettant l'écoulement du sang menstruel.

Ils peuvent siéger sur toute la hauteur du vagin, mais de préférence un peu en arrière de l'hymen, ou plus haut vers le col qu'ils enserrent parfois comme d'une collerette que Laroyenne appelait prépuce vaginal.

Suivant leur siège, ils gènent plus ou moins l'acte génital mais ne l'empêchent pas et permettent en général l'éjaculation dans le vagin. Souvent ignorés des malades, on les trouve accidentellement au moment d'un examen.

S'il est d'usage de les étudier à propos des causes et du traitement de la stérilité, il est probable cependant qu'ils n'entravent que très faiblement les fonctions de la génération, car le plus souvent ces diaphragmes vaginaux, dont l'orifice est parfois difficile à trouver au doigt ou au stylet, sont observés par les accoucheurs chez la femme enceinte ou à l'occasion d'un accouchement dystocique. En voici quelques observations résumées.

AMBROISE PARÉ. — Membrane située au milieu du conduit de la pudeur, dure et calleuse avec un petit trou au milieu. La malade avait consulté pour des difficultés dans les rapports mais était déjà enceinte quand on incisa le diaphragme. Elle accoucha six mois après d'un bel enfant.

MATTEI. — Malade, porteur d'un diaphragme transversal complet, examinée au moment du travail. Ce n'est qu'après plusieurs heures de contractions utérines que s'accuse un petit pertuis dans lequel Mattei introduit progressivement le doigt et qu'il agrandit par des pressions latérales. Applications de forceps.

Le coït était incomplet et la malade était restée stérile 11 années.

Pozzi. — Diaphragme transversal à 5 centimètres de la vulve, orifice punctiforme, coït douloureux, grossesse; à terme, faux travail; césarienne précoce, suivie sur les indications de Demelin, *d'hystérectomie parce qu'on ne pouvait pas drainer par le col et le vagin.*

GONNET. — Cloison située à l'entrée du vagin en arrière des débris hyménéaux; coït à peu près normal; malformation ignorée de la malade. Au moment du travail, impossible de trouver le pertuis existant. Incision aux ciseaux au centre du diaphragme qui disparaît ensuite comme un rideau tiré. Col dilaté, poche des eaux intacte; version.

Commandeur. — Observation analogue à la précédente.

Hartmann. — Femme de 39 ans 1/2, restée stérile plusieurs années. Diaphragme avec pertuis annulaire admettant une petite sonde. En dilatant avec un doigt on arrive à toucher le col. Malgré cette circonstance, 2 heures seulement après le début du travail, *césarienne suivie d'hystérectomie à cause de l'âge avancé et des dangers d'une nouvelle grossesse.*

Couvelaire. — Rétrécissement annulaire congénital du tiers supérieur du vagin chez une primipare de 41 ans. 1er mariage en 1897, pas de grossesse; 2e mariage en 1907, grossesse la même année. Après 48 heures de contractions utérines, le pertuis admet la pointe de l'index. Par des mouvements de vrille, celui-ci peut pénétrer plus loin et atteindre le col dilaté à 1 franc. Enfant mort, œuf infecté, liquide amniotique fétide. Césarienne suivie d'opération de Porro.

Lepage. — Diaphragme vaginal chez une femme près du terme. Se dilata progressivement et permit l'accouchement.

Pouliot. — Cloison transversale du vagin chez une femme enceinte de 2 mois. On ne peut trouver qu'après examen prolongé un orifice. Celui-ci est ensuite facilement dilaté au doigt.

Audebert. — Cloisonnement tel que l'on trouve seulement 2 orifices punctiformes. N'empêcha pas la grossesse et la dystocie fut traitée par incision et dilatation.

Que conclure de ces observations sinon que les diaphragmes vaginaux, même percés d'orifices punctiformes n'entravent que fort peu la fécondation.

Rencontrés chez la femme stérile, ils devront néanmoins être traités par la dilatation de l'orifice à l'aide de bougies et par de petits débridements en rayons de roues qui permettront d'étendre la dilatation jusqu'aux limites suffisantes pour permettre un coït complet.

Ces diaphragmes sont très rarement l'occasion d'une dystocie sérieuse. Dépendances comme le col utérin des canaux de Müller, ils se laissent dilater pendant le travail, au moins jusqu'à un certain degré et l'on peut ensuite compléter la dilatation facilement. C'est l'accouchement par la voie basse qui est la règle et si l'on comprend très bien que dans des circonstances exceptionnelles, Couvelaire ait dû recourir à la césarienne mutilatrice parce que l'œuf était infecté, ou Pozzi et Démelin parce qu'il était impossible de drainer suffisamment par le vagin, il est beaucoup plus discutable que l'on ait adopté la même ligne de conduite à cause de l'âge *avancé de la malade et des dangers d'une nouvelle grossesse* (Hartmann). L'âge avancé serait une raison de plus pour permettre la possibilité d'une nouvelle grossesse et le danger de la césarienne itérative n'est pas tel que l'on ne puisse au moins rendre possible une deuxième fécondation.

En vue d'assurer la fécondité de ces femmes dans la mesure la plus étendue, l'accoucheur devra donc mettre toute son ambition à faire l'accouchement par les voies naturelles. Il ne se décidera à la césarienne que tardivement, quand il sera bien démontré que sous l'influence du travail le diaphragme ne se dilate pas à quelque degré et qu'il est impossible de créer une voie suffisante par l'incision. En tout cas c'est la *césarienne conservatrice* qui est l'intervention de choix; *la césarienne mutilatrice* ne serait défendable que si l'infection de l'œuf était probable ou certaine.

De l'étude de ces observations concluons aussi en passant à la possibilité de la fécondation sans contact direct du sperme avec le col utérin.

Diaphragmes incomplets. Brides transversales. — Ils peuvent être considérés comme des causes infimes de stérilité féminine; ils n'empêchent pas le coït et ne pourraient empêcher la fécondation que s'ils étaient en contact direct avec le col et oblitéraient l'orifice cervical comme il en existe une observation de Kisch.

Chez la femme stérile, dans ce dernier cas, il faudra les exciser ou les inciser suivant les cas, mais rechercher attentivement si une autre lésion concomitante n'est pas le facteur capital de la stérilité.

Cloisonnements longitudinaux. — Le cloisonnement longitudinal complet produit la malformation appelée vagin double; elle coïncide en général avec une des variétés plus ou moins complète de l'utérus double. La grossesse dans ces utérus est assez fréquente, mais l'un des deux utérus est souvent atrophié et peu susceptible de gestation. En général un des vagins devient seul l'organe du coït, mais par excès d'étroitesse le coït est douloureux et souvent incomplet. La fécondation s'opère néanmoins si au vagin cohabité correspond l'utérus le mieux développé. Au contraire, un utérus atrophié pourra être en communication avec le vagin organe habituel du coït et dans ce cas la stérilité est la règle. Il est donc nécessaire, tant pour rendre au vagin une amplitude suffisante pour permettre un coït normal, que pour le mettre en communication directe avec l'utérus le plus susceptible de gestation, de sectionner et de réséquer prudemment une tranche de la cloison médiane de l'orifice vulvo vaginal jusqu'au col utérin.

Cette résection, utile pour combattre la stérilité sera nécessaire aussi dans les cloisonnements incomplets qui peuvent être, surtout dans les présentations du siège une source de dystocie. La section ou la résection seront indiquées à la fois pour faciliter la fécondation, et pour éviter des difficultés dans les accouchements ultérieurs.

Sauvage, dans l'étude qu'il a faite du cloisonnement du vagin au point de vue obstétrical, étude dans laquelle il ne prend en considération que les cloisonnements longitudinaux coïncidant avec un utérus simple à cavité unique, cite deux cas où cette disposition a été cause de stérilité (observation de Watts et de Maunoir). — Funck-Brentano en a publié un troisième dans lequel la section de la cloison fut immédiatement suivie de grossesse. La femme accoucha à terme moins d'un an après l'intervention.

Anomalies de dimensions du vagin. — Dans ce cadre rentrent les vagins courts, les vagins infantiles, les vagins longs, auxquels on à attribué une importance, croyons-nous, très exagérée dans la production de la stérilité.

Le vagin court correspond plutôt au vagin infantile et généralement fait partie d'un arrêt de développement portant sur tout le tractus génital. En examinant de près les organes génitaux externes, on voit que les grandes lèvres sont peu adipeuses, peu saillantes, les petites lèvres à peine développées. De rares poils couvrent le pénil. Le clitoris est petit, peu érectile, le capuchon clitoridien mal développé, le périnée peu musculaire. Le vagin est court peu extensible. La voûte vaginale peu profonde. Un petit museau de tanche fait à son centre une saillie à peine ébauchée à peine perméable. Il n'y a pas de poche copulatrice.

A ces signes se joignent souvent des mamelles sans développement, un squelette infantile, bassin généralement rétréci, intelligence modérée, mauvais caractère (Bonnaire).

Le vagin infantile se voit aussi chez la femme à type masculin à développement pileux anormal, chez la femme hommasse fréquemment stérile.

Quelle est la part individuelle du vagin infantile dans ces stérilités! Elle est, croyons-nous, bien minime, car c'est tout le système génital qui est infantile mal développé et probablement aussi les ovaires qui ont un fonctionnement insuffisant.

A la longue dans ces vagins courts, le coït crée dans le cul de sac postérieur une poche développée. C'est la colpocèle postérieure profonde, la fausse route vaginale de Pajot. Mais si l'on réfléchit que ce résultat n'est que secondaire à de longues années de cohabitation, que cet état n'existe pas lors des premiers coïts on peut en conclure puisque la majorité des femmes ont leur premier enfant dans les 17 premiers mois du mariage que ce n'est pas dans ces déformations acquises qu'il faut chercher la cause de la stérilité.

Nous en dirons de même, soit du vagin trop long, soit du vagin à replis, dit vagin tortueux.

Runge s'est attaché, dans une série d'expériences sur lesquelles nous reviendrons plus longuement à propos du col utérin, à préciser le rôle du vagin infantile dans la stérilité. Par sa conformation anatomique infantile le vagin ne conserverait pas les spermatozoïdes et ceux-ci s'échapperaient trop rapidement hors de la vulve.

Il conclut de toutes ses recherches, à notre avis peu concluantes, que l'étroitesse du cul-de sac postérieur, la brièveté habituelle du vagin, la faiblesse et le peu d'amplitude du périné concourent toutes, surtout la première, à la perte du liquide séminal, cause de la stérilité.

Doit-on vraiment attribuer une telle importance à la forme ou à l'amplitude du vagin ? Quand on considère, que le sperme n'est pas déversé en un endroit précis du vagin comme d'un flacon dans un godet, mais que le coït équivaut à un badigeonnage énergique de toute la paroi vaginale ; que cet acte se reproduit de multiples fois entre chaque période menstruelle déversant *in situ* des millions (60.000 par millimètre cube : Lode, Viault et Jolyet) de spermatozoïdes vivants, quand on voit enfin ceux-ci triompher par leur activité propre des obstacles anatomiques ou pathologiques les plus divers, les fécondations se produire après simple coït vulvaire, et même après coït urétral, il nous paraît au moins inutile de s'attacher à traiter ces déformations vaginales, vagins courts, vagins longs, fausses routes vaginales. A notre avis ce serait égarer son effort thérapeutique. Il ne peut être conçu en tout cas qu'à titre accessoire et en plus du traitement des autres facteurs, sténoses cervicales, antéflexions, etc.

D'ailleurs que pourrait-on faire ? Rien sur les vagins courts et infantiles. On ne peut pas créer chirurgicalement une poche copulatrice. Signalons toutefois que Bumm et Schenk ont essayé par des dilatations digitales et par le port de pessaires variés de modifier ces états. Runge conseille aussi le port de pessaires dilatant peu à peu le vagin et la position de Trendlembourg après le coït! Il aurait vu survenir 4 grossesses par ce simple moyen.

Les mêmes considérations s'appliquent à la colpocèle postérieure profonde, dont Doleris et son élève Lefèvre admettent l'influence mais seulement à titre de facteur associé aux causes utérines dans la forme commune de la stérilité chez la femme. Les interventions proposées par ces auteurs, colporrhaphies ante et rétrocervicales, concomitamment du reste avec les interventions sur l'utérus sont loin d'avoir un résultat évident et Lefèvre reconnait lui-même les objections que l'on peut faire à l'importance de la colpocèle comme facteur de stérilité.

Ce qui importe avant tout, c'est moins la forme même du vagin, le point plus ou moins précis où le sperme sera éjaculé, que les conditions favorables du côté de l'utérus, des trompes, de l'ovaire, et des conditions normales d'énergie dans les fonctions d'ovulation et de spermatogénèse.

Les idées que nous venons d'exposer nous dispensent d'accorder grande créance au *rôle thérapeutique des différentes attitudes et des manières variées de pratiquer le coït.* Pajot aimait à en parler dans ses leçons sur la stérilité, et leur accordait une certaine importance. On trouvera le sujet surabondamment traité dans le travail de Lutaud et exposé, sans aucun voile scientifique dans les fresques de Pompéi.

2° Malformations acquises.— Le plus grand nombre des points établis pour les atrésies congénitales reste vrai pour les atrésies acquises. Il s'agit le plus souvent de brides cicatricielles, ou d'anneaux plus ou moins étendus, plus ou moins serrés, de cicatrices étoilées, parfois consécutives à des traumatismes, plus souvent à des brûlures par liquides caustiques ou à des pertes de substance étendues remplacées par des néoformations cicatricielles.

Dans ces atrésies aussi, pourvu que le coït même imparfait puisse s'accomplir, pourvu qu'un pertuis permette l'accès du col, on voit souvent survenir la fécondation, mais il est permis de penser que celle-ci est plus ou moins difficile. D'où la nécessité de les atténuer tantôt par l'excision de quelques brides saillantes et falciformes, et surtout par la dilatation progressive et prolongée.

Mais on doit se souvenir qu'elles sont autrement redoutables pour l'accouchement ultérieur que les atrésies congénitales ; constituées par du tissu cicatriciel elles ne se laisseront pas dilater pendant le travail. Aussi doit-on toujours avertir les malades des conséquences possibles qu'elles comportent pour l'accouchement. La malade étant dûment prévenue, le médecin aura toujours le droit de traiter les malades en vue de permettre chez elles la grossesse, car il aura la ressource de l'opération césarienne qui, là aussi, sauf contre-indication exceptionnelle, devra être conservatrice.

En résumé dans le traitement des malformations ou atrésies vaginales, constatées chez la femme stérile, on doit toujours obéir à ce principe général, de supprimer autant que possible la lésion vaginale et de transformer l'organe en un conduit aussi rapproché que possible du vagin normal, bien que la stérilité d'origine vaginale soit des plus rares et que les conformations en apparence les plus prohibitives permettent bien souvent la fécondation.

Communications anormales avec les organes voisins. — Il n'est pas douteux qu'une fistule vésico-vaginale ne puisse être une gêne à la fécondation, mais cette gêne est loin d'être absolue et l'on voit la grossesse survenir même dans ces conditions :

Fournier. — Fistule vésico-vaginale opérée deux fois, persistance de la fistule et atrésie cicatricielle de la vulve et du vagin rendant le coït vulvaire seul possible. Fécondation. Les spermatozoïdes déposés sur la vulve ont pénétré par le conduit étroit baigné par l'urine. Fœtus mort, hystérectomie.

Kermauner. — Fistule vésico-vaginale rebelle traitée par colpocleisis. Malgré la fermeture totale du vagin par en haut, la fécondation eut lieu par la seule voie possible qui était l'urètre élargi et la vessie ; opération de Porro.

Mêmes remarques sur les fistules recto-vaginales et sur les communications étendues et multiples transformant le vagin en cloaque. Les femmes atteintes de telles lésions ne viendront jamais consulter pour leur stérilité, mais pour demander un remède à leur répugnante infirmité. Le rôle du gynécologue sera de traiter ces désordres par les moyens chirurgicaux qui lui paraîtront respecter le plus possible après guérison les fonctions de reproduction.

Nous ne ferons qu'une simple allusion aux curiosités anatomo-pathologiques constituées par l'abouchement congénital du vagin dans le rectum. Ces cas relèvent de restaurations autoplastiques complexes et l'on comprend que la ressource qui ait apparu comme la plus naturelle fut le coït anal et l'accouchement par la même voie. A une époque lointaine où les questions religieuses intervenaient dans les questions scientifiques, des discussions scolastiques eurent lieu à l'Académie de médecine entre Louis et les théologiens, et le pape Benoit XIV se prononça pour la parfaite légitimité du coït anal en vue d'assurer la fécondation.

L'anomalie inverse, anus vaginal, anus vulvaire, ne rend pas la femme stérile et l'on connaît plusieurs observations d'accouchement dans ces conditions (Plauchu et Challier, Masson).

II. Tumeurs vaginales. — Qu'elles soient gazeuses (hernies) solides (fibromes, lipomes, sarcomes, épithéliomas) ou liquides (abcès, kystes) ces tumeurs sont extrêmement rares et ne peuvent être qu'une cause très lointaine de stérilité.

Elles doivent être traitées par les moyens chirurgicaux ordinaires quand on les rencontre chez la femme et en particulier chez la femme stérile.

Grynfeld a observé un cas de kyste du vagin empêchant la fécondation et une grossesse survint après la guérison opératoire.

III. Inflammations aiguës ou chroniques pouvant altérer les sécrétions. — Aux causes vaginales de stérilité se rattache l'étude de l'influence des sécrétions vaginales et utérines normales ou pathologiques. On sait que le sperme est un liquide visqueux neutre ou alcalin, contenant l'élément noble, *le spermatozoïde*. Celui-ci doué de mouvements propres, très vifs, que l'on voit facilement sur le champ du microscope, possède une véritable fonction de locomotion, qui lui permet de parcourir en une seconde une distance égale à sa longueur. En 1 minute il franchit 3 mm. 6, (Lode). Son ascension totale jusqu'au 1/3 externe de la trompe où il rencontre en général l'ovule (Nück) durerait environ 1 heure 1/4 (Strassmann).

Il est infiniment probable que le spermatozoïde n'arrive pas à l'ovule en un temps si court. Il reste plus ou moins longtemps dans le vagin et le col où il subit le contre coup des sécrétions de ces deux organes, contre-coup heureux ou défavorable suivant l'état normal ou pathologique de ces sécrétions.

A l'abri de toute cause destructive le spermatozoïde peut vivre dans le vagin pendant plusieurs heures ou plusieurs jours. Peters chez une suicidée qui mourut 3 heures après sa tentative en trouva au moment de l'autopsie dans les sécrétions vaginales. Hausmann en a rencontré 7 jours après le coït, Percy 8 jours, Bossi même 12 et 17 jours après.

Birsch Hirschfeld en a rencontré dans le corps utérin chez une malade morte par intoxication par le CO, 16 heures après le coït. Enfin Dürhsen en trouva vivants 3 semaines après le coït dans la trompe gauche d'une opérée.

Il n'y a donc aucune difficulté à admettre que les spermatozoïdes puissent rester vivants une semaine environ dans les voies génitales et à representer le vagin, grâce à la répétition habituelle du coït chez la femme, comme une véritable fourmilière en état d'activité incessante.

Bien que les hypothèses les plus diverses aient été émises pour expliquer l'ascension du spermatozoïde à l'ovule, mouvements actifs de l'utérus et de l'oviducte (Bischoff), action des cils vibratiles (Muller), capillarité (Coste et Liégeois) il est probable que les mouvements propres du spermatozoïde expliquent mieux que toutes les autres hypothèses, non directement vérifiables, leur mode de progression.

Mais pour que cette activité, cette fonction de locomotion existe et se maintienne, il faut un milieu favorable, qui est optimum dans le vagin de la femme récemment mariée, bien portante, à ovulation facile, sans aucune lésion congénitale ou acquise des organes génitaux; il faut aussi que le sperme soit issu d'un mâle normal et vierge de toute affection génitale.

Hors ces conditions, combien nombreuses sont les causes perturbatrices et nocives au spermatozoïde. Les températures extrêmes et l'eau froide le tuent. Les liquides alcalins faiblement concentrés sont favorables à ses mouvements, une alcalinité trop prononcée leur est funeste; les acides même très dilués, les liquides alcoolisés, le bichlorure de mercure sont ses plus mortels ennemis. Or les sécrétions vaginales sont normalement acides même chez la femme bien portante et féconde, ainsi que l'avait constaté Courty et plus récemment étudié Dœderlein Zweifel et Kuhn. Mais au moment du coït le sperme s'additionne des sécrétions des glandes vulvo-vaginales et du col utérin qui neutralisent cette acidité. Du col s'écoule une glaire transparente que

Deschaux considérait comme le guide du spermatozoïde, et qui doit avoir un certain rôle car elle n'existe que durant la vie génitale. Sans qu'on puisse admettre une véritable éjaculation du col, du mucus s'écoule en plus ou moins grande abondance, phénomène favorable à la fécondation, car le col devient plus perméable et le milieu vaginal plus fluide et plus alcalin.

Cet effet favorable est-il maximum quand d'aventure surviennent chez la femme des sensations voluptueuses au cours du coït? Il est possible que l'hypersécrétion qui les accompagne soit favorable au but à atteindre mais il est certain que la fécondation se fait habituellement sans elle. Elle survient dans les viols, dans le coma alcoolique, dans le sommeil chloroformique et aussi chez les coïtophobes et les dyspareuniques et même chez la majorité des femmes dont les sensations sexuelles dans leur commerce avec l'homme ne s'éveillent que plus ou moins tard, souvent après une ou plusieurs grossesses survenues sans plaisir. D'ailleurs la femme allemande est essentiellement frigide et il n'en est pas de plus féconde, nous disent Krœnig et Dœderlein.

Intéressante à connaître serait l'action des sécrétions d'origine pathologique consécutives aux métrites et aux vaginites, qui transforment le cul-de-sac postérieur en un véritable « lac gonorrhéique » (Commandeur). Rien de précis ne nous est acquis sur ce point. Il est possible que le résultat d'une inflammation microbienne ou d'une leucorrhée puisse engendrer une action plus ou moins néfaste et détruire, au moins en partie, la vitalité du sperme.

De tous ces points bien mal connus, il faut retenir cependant que tout liquide étranger introduit dans le vagin ne peut être que nuisible et les soins d'hygiène mal entendus peuvent de ce chef entraver la fécondation (Auvard). Certaines femmes sans vouloir en rien rechercher la stérilité volontaire prennent une ou deux injections dans un but de toilette, soit avec de l'eau pure soit avec un liquide antiseptique. On comprend facilement combien cette pratique modifie les conditions de biologie spermatique dans le vagin. Autant les injections momentanément employées dans un but médicamenteux pour modifier des sécrétions pathologiques sont légitimes, autant l'habitude journalière de l'injection vaginale est à proscrire chez la femme jeune recherchant la fécondité.

Doit-on conseiller à cette dernière les injections alcalines avec des solutions de bicarbonate de soude. Leur rôle alcalinisateur ne peut être que très passager et leur action modificatrice repose beaucoup plus sur des hypothèses que sur des faits soigneusement observés.

Plus logique serait le rôle du tampon introduit après le coït, imbibé d'un liquide alcalin excitateur de la vitalité du spermatozoïde. Le mélange le plus efficace serait pour Kœlliker de 150 parties de sucre, une partie de potasse ou de soude pour 1.000 parties d'eau.

Le rôle exclusif des sécrétions leucorrhéiques accumulées dans le vagin reste certainement au second plan. La suppuration gonorrhéique elle-même ne paraît pas être bien virulente pour le spermatozoïde, ainsi que le démontrent ces coïts à la fois infectants et fécondants; c'est plutôt dans l'affection inflammatoire des trompes ou de l'endomètre, source la plus fréquente des sécrétions pathologiques, qu'il faut rechercher la véritable cause de la stérilité; c'est dans ce sens qu'il faudra le plus souvent orienter le traitement.

III. — UTÉRUS.

Avant d'étudier les causes de stérilité d'origine utérine et pour pouvoir comprendre et expliquer dans une certaine mesure leur mode d'action, rappelons en quelques mots le rôle qui semble échoir à l'utérus dans les phénomènes si mystérieux encore de la fécondation.

On sait qu'il est actuellement admis que l'imprégnation de l'ovule par le spermatozoïde se fait et ne peut se faire que dans le tiers externe de la trompe.

Les spermatozoïdes qui, au moment du coït, sont déposés par millions au niveau des culs-de-sac vaginaux, pour arriver à atteindre l'ovule, doivent d'abord pénétrer dans le col de l'utérus, en franchissant son orifice externe, puis traverser l'orifice interne, toute la cavité utérine, et finalement envahir la trompe en passant par l'étroit défilé que représente l'ostium utérinum.

Les mouvements propres des spermatozoïdes permettent à eux seuls d'expliquer la marche en avant, mais d'autres facteurs ne viennent-ils pas s'ajouter à celui-là ?

La possibilité de l'éjaculation directe du sperme dans la cavité utérine, ou son refoulement dans la cavité cervicale pendant le coït par le pénis, agissant à la manière d'un piston, ne sont plus admis par personne.

Les cils vibratiles qui recouvrent les muqueuses utérine et tubaire sont animés de mouvements de dedans en dehors, et la plupart des auteurs pensent avec Strassmann qu'ils ne sauraient en rien favoriser l'ascension des spermatozoïdes. Bumm n'est cependant pas de cet avis, et il croit que ces mouvements aident indirectement à leur marche en ramenant vers l'axe du conduit les zoospermes qui tendent à s'en écarter. Il croit que c'est par l'absence de ces cils que certains états pathologiques de la muqueuse utérine rendent la conception impossible. Gebhardt va plus loin et se singularise en affirmant que, dans la progression de la cellule mâle, ce sont les mouvements des cils vibratiles qui jouent le rôle principal.

Une autre théorie, qui a trouvé de nombreux partisans dans ces dernières années et qui, sans être encore prouvée d'une façon certaine, semble cependant très vraisemblable, est celle qui fait jouer un rôle important au mucus normalement sécrété par les glandes cervicales.

Ce mucus que l'on voit si souvent, quand on examine une femme au spéculum, sourdre au niveau de l'orifice externe du col sous forme d'une larme ayant la transparence du cristal, est un liquide filant ayant une réaction alcaline, éminemment favorable à la vitalité des spermatozoïdes. Le mucus du vagin est, au contraire, acide et par conséquent tout à fait nuisible à ce dernier. Dans ces conditions, il n'y a rien d'extraordinaire à ce qu'il existe une certaine chimiotaxie, positive pour l'utérus et négative pour le vagin. L'expérience faite par Seligmann vient tout à fait à l'appui de cette manière de voir. Si on place sur un verre de montre d'un côté du mucus vaginal et de l'autre du mucus cervical et que l'on recouvre le tout avec du sperme frais, on constate au bout d'un certain temps que, du côté des sécrétions vaginales, il n'existe plus que quelques rares spermatozoïdes ne présentant plus aucun mouvement, tandis que la plupart des zoospermes ayant conservé toute leur mobilité se sont rassemblés de l'autre côté.

Que se passe-t-il au moment du coït ?

Pour certains auteurs (Forget, Kisch, Keiffer, etc.), sous l'influence de l'excitation qui se produit alors et, en particulier, sous l'influence de la contraction des muscles de la paroi abdominale, de celle de ses fibres musculaires propres et des fibres musculaires qui lui viennent du vagin, l'utérus s'abaisserait, son col faisant ainsi une saillie plus accusée dans la cavité vaginale, sa courbure se redresserait et il se produirait une ouverture du museau de tanche. « Redressement et béance de l'utérus », a-t-on écrit (Lefèvre), et le relâchement succédant à la contraction utérine, il en résulterait une aspiration du sperme qui, du vagin, passerait ainsi dans l'utérus.

Toutes ces conclusions sont des déductions essentiellement théoriques qui sont sans doute bien loin de répondre à la réalité. Par exemple, nous ne croyons pas qu'il puisse se produire, même au moment de l'orgasme, un agrandissement réel de l'orifice externe du col; mais, par contre, il nous semble tout naturel d'admettre que sous l'influence du coït, de la congestion et des mouvements propagés au muscle utérin, les glandes cervicales sécrètent en plus grande abondance et que le bouchon muqueux intracervical soit expulsé en partie.

C'est guidés et protégés par ce mucus que les zoospermes pénètrent dans l'utérus où ils se trouvent définitivement en milieu alcalin et par conséquent favorable. Ils y avancent par leurs propres mouvements et après avoir traversé l'ostium utérinum finissent par arriver dans la trompe au niveau de la partie externe de laquelle a lieu la fécondation.

Tout ce qui s'opposera à cette ascension des spermatozoïdes soit en portant, en cours de route, atteinte à leur vitalité, soit en ne leur permettant pas de pénétrer dans le col, soit en arrêtant leur marche en un point quelconque de l'utérus, sera une cause de stérilité.

Si la stérilité, d'origine utérine, peut tenir à une de ces causes qui sont très variées, comme nous le verrons, mais souvent bien difficiles à préciser exactement, elle peut tenir également à ce que l'œuf n'arrive pas à prendre racine dans l'utérus. L'œuf a été fécondé, mais l'endomètre malade ne permet pas à la nidation de se faire et la femme reste stérile parce que l'état pathologique de sa muqueuse utérine s'oppose à tout début de gestation.

I. Anomalies de développement. — Parmi les causes utérines de stérilité, nous signalerons d'abord celles qui sont liées à une anomalie de développement.

a. **Malformations.** — Dans une première catégorie de faits on peut ranger toutes les malformations (*utérus unicorne, bicorne, bicorne double, bicorne unicervical, didelphe, etc.*), qui résultent, soit du manque de développement de l'un des conduits de Muller, soit d'une fusion plus ou moins incomplète de ces derniers. Nous ne ferons que les signaler. Qu'il nous suffise de dire qu'en pareil cas, si l'ovulation est normale, la fécondation peut se produire et il a été permis à l'un de nous de constater encore récemment, avec Dubrisay, une grossesse au voisinage du terme, développée dans la corne droite d'un utérus bicorne double. Quand la stérilité existe, en pareil cas, elle sera beaucoup moins souvent la conséquence de la forme particulière de l'utérus que de l'aplasie qui pourra en même temps frapper l'appareil génital.

b. **Aplasie et hypoplasie utérines.** — Dans une autre catégorie de faits, la fusion des canaux de Muller a bien eu lieu d'une façon normale : l'utérus est constitué tel qu'il doit l'être, mais il s'est à un moment donné arrêté dans son développement, et cela, soit au cours de la vie intra-utérine, soit au cours de l'enfance. Dans le premier cas, on aura affaire à l'*utérus fœtal*, dans le second à l'*utérus infantile* ou *utérus pubescent* de Puech.

L'utérus fœtal n'offre pas grand intérêt au point de vue thérapeutique, car avec lui existe presque toujours une hypoplasie telle de l'appareil génital que tout espoir de conception doit être abandonné. Il en est heureusement bien moins souvent de même avec l'utérus infantile, surtout quand il s'agit d'une forme peu accusée.

Ces arrêts de développement sont assez fréquents. Neumann sur 9.000 malades de gynécologie qui sont venues le consulter à sa polyclinique à Vienne les a retrouvés très accusés chez 250 femmes, ce qui fait un pourcentage de 2,77 %. Il ajoute que s'il n'avait pas seulement noté les cas tout à fait caractérisés, mais avait fait entrer en ligne de compte toutes les hypoplasies quel que soit leur degré, le chiffre trouvé aurait certainement dépassé 500.

Cet état de l'utérus coïncide parfois avec un ralentissement de développement de tout l'organisme. La femme adulte a le corps d'une fillette. Dans d'autres cas, il existe un embonpoint exagéré, embonpoint qui a commencé à apparaître à un âge relativement jeune, ou bien l'organisme se rapproche du type masculin par la disposition du système pileux, le développement du squelette, mais très souvent aussi rien dans l'apparence de la femme, et en particulier dans les formes qui caractérisent son sexe, ne diffère de la normale.

L'hypoplasie peut s'étendre à tout l'appareil génital ou ne frapper qu'un segment de ce dernier.

Au niveau de l'utérus, elle se caractérise par des dimensions plus ou moins réduites de l'organe qui d'ordinaire présente une antéflexion et quelquefois une rétroflexion des plus accusées. Le col est, ou petit et peu saillant, ou conique, très allongé et comme étiré. Ce col a une consistance particulièrement ferme, une dureté sur laquelle Sims et Schrœder ont attiré l'attention.

Son orifice externe est arrondi, punctiforme. Il existe à ce niveau une sténose plus ou moins accusée et il peut en être de même au niveau de l'orifice interne. Cette étroitesse peut s'étendre à toute l'étendue de la cavité cervicale, ou bien cette dernière est au contraire dilatée et remplie de mucus (col en barillet).

Si l'on cherche à introduire un hystéromètre dans la cavité utérine, on constate souvent qu'au niveau de l'orifice interne, et quelquefois sur toute l'étendue du canal cervical, la muqueuse forme des replis rugueux ayant parfois une consistance presque cartilagineuse. Bumm constate le fait et déclare qu'il coïncide toujours avec une sténose des plus accusées de l'orifice interne et constitue, tant qu'il existe, un obstacle absolu à la fécondation. Doléris, il y a longtemps déjà, a signalé de son côté le rôle important que jouent les lésions que l'on peut rencontrer au niveau de l'éperon qui siège à l'angle de flexion de l'utérus. « Au niveau de l'éperon, dit-il, il y a hyperplasie de la muqueuse, quelquefois même de véritables végétations et de petits kystes pouvant obturer complètement l'orifice interne de l'utérus. » Il peut exister à ce niveau comme une véritable valvule.

Enfin, en cas d'utérus incomplètement développé, la muqueuse du corps peut également présenter certaines particularités. O. Schäffer a fait sur ce sujet d'importantes recherches et a démontré qu'en pareil cas l'endomètre pouvait être plus ou moins atrophié ou, au contraire, présenter une hypertrophie de ses éléments glandulaires et parfois de petites formations kystiques.

Voyons maintenant comment l'aplasie utérine peut être cause de stérilité.

Dans bien des cas, elle n'existe pas seule, et c'est l'aplasie de tout l'appareil génital qui rend toute fécondation impossible. Il s'agit alors de ces femmes que Pinard range dans la catégorie de celles qui, avec un utérus peu développé, ont des règles irrégulières et peu abondantes traduisant une ovulation défectueuse, mais il y a des cas où c'est plus en aval que siège la cause. L'ovaire et la trompe sont normalement constitués et c'est l'aplasie utérine qui s'oppose à la fécondation, soit par le développement défectueux de sa muqueuse qui ne permet pas à la nidation de se faire, soit parce que l'utérus s'oppose en un point donné à la migration des spermatozoïdes.

c. Obstacles cervicaux. Sténoses et flexions. — Nous arrivons ainsi à parler de l'influence que peut avoir le col de l'utérus par sa forme, sa direction et les dimensions de ses orifices.

Pour bien des auteurs, cette influence serait capitale. « Le rôle primordial dans les phénomènes initiaux de la fécondation, écrit Doléris, appartient incontestablement au museau de tanche. L'orifice externe est la véritable porte de la fécondation. »

Dès 1812, Lisfranc constate la fréquence de la stérilité chez les femmes présentant un col conique avec sténose de l'orifice externe. Voici en quels termes il s'exprime à ce sujet :

« Assez souvent, le col utérin est essentiellement conique. Son sommet qui est en bas offre à peine un diamètre de 2 mm. 5 environ (une ligne). Il est percé à son centre d'une petite ouverture qu'on dirait avoir été pratiquée par une vrille très fine. Toujours jusqu'à aujourd'hui, j'ai observé que l'extrémité de la matrice gagnait en longueur ce qu'elle perdait en largeur.

« La disposition sur laquelle j'insiste, et que j'ai indiquée le premier, rend la conception très difficile et même ordinairement impossible. Sur un très grand nombre de personnes que j'ai touchées ou que j'ai examinées au spéculum, j'ai reconnu que la forme du col utérin dont je m'occupe rendait les femmes stériles 19 fois sur 20. »

Après lui, Mistler (1851), Roubaud (1855), Barns (1865) font les mêmes constatations, mais c'est surtout Marion Sims qui vulgarisa cette notion et la rendit pour ainsi dire classique. Sur une série de 218 femmes stériles, 175 fois il incrimina la conicité du col et la sténose de son orifice externe.

Cette conformation serait donc en cause dans 85 % des cas, pourcentage formidable qui est certainement très au-dessus de la vérité. En effet, au fur et à mesure que les autres causes de stérilité ont été connues et décrites, on a vu diminuer ce pourcentage dans des proportions considérables comme on peut s'en assurer en jetant les yeux sur les statistiques de date plus récente.

Quoi qu'il en soit de cette fréquence, l'action qu'exercent sur la fécondation la forme du col, sa direction et l'atrésie de ses orifices est incontestable. Les succès dont ont été si souvent suivies les opérations plastiques et la dilatation en fournissaient déjà une preuve, une autre nous a été donnée dans ces dernières années par les recherches faites par Runge à la Charité de Berlin dans le service de Bumm.

Le but poursuivi par Runge était de se rendre compte combien de temps après le coït on pouvait encore retrouver des spermatozoïdes dans le mucus du vagin, du col et du corps de l'utérus et de comparer à ce point de vue la femme ayant été fécondée à la femme stérile présentant un état infantile des organes génitaux. Ces recherches furent faites systématiquement, 6, 12 et 36 heures après le coït. Il avait naturellement été recommandé aux femmes de ne point faire d'injection.

Après la mise en place d'un spéculum on recueillit d'abord directement des mucosités au niveau du cul-de-sac vaginal postérieur, puis, le col ayant été nettoyé, on en fit autant dans la cavité cervicale à l'aide d'une seringue de Braun. Enfin, après avoir soigneusement essuyé l'intérieur du col à l'aide d'un petit tampon d'ouate, enroulé sur une tige, on fit pénétrer la seringue de Braun jusque dans la cavité utérine. Après avoir cherché à aspirer les mucosités qui pouvaient se trouver dans le corps utérin, en attirant à soi le piston de la seringue, on laissait revenir ce dernier sur lui-même pour éviter l'existence d'une pression négative qui aurait pu amener l'aspiration de sécrétions cervicales au moment où, en retirant la seringue, son extrémité traverserait le col.

Ces recherches furent faites par Runge sur 66 femmes qui, quoique mariées depuis plus de 2 ans 1/2, n'avaient pas vu se produire de conception et chez 17 qui, au contraire, avaient déjà accouché antérieurement. Chez les premières, les recherches furent absolument négatives dans plus de la moitié des cas (chez 34 sur 66, ce qui fait une proportion de 51 %) Chez les secondes, il n'y en a que 3 chez lesquelles on ne put pas retrouver de zoospermes (3 sur 17 = 17,6 %).

Si on classe maintenant les cas en précisant les points où il n'a pas été possible de retrouver de spermatozoïdes, on voit que ceux-ci ont fait défaut au niveau du

	FEMMES STÉRILES		FEMMES AYANT ACCOUCHÉ	
Cul-de-sac vaginal postérieur dans.	77,7 %	des cas	23,5 %	des cas
Col de l'utérus............... —	74 %	—	37,5 %	—
Corps de l'utérus............ —	83,5 %	—	40,6 %	—

Il y a un autre élément très intéressant dans ces constatations, c'est celui du temps écoulé. La recherche a été négative au point de vue de la présence des zoospermes,

6 heures après le coït, dans le :

	Femmes stériles		Femmes ayant accouché	
Cul-de-sac vaginal postérieur dans.	56,7 %	des cas	0 %	des cas
Col de l'utérus.............. —	62,1 %	—	14,3 %	—
Corps de l'utérus............ —	78,4 %	—	0 %	—

12 heures après le coït, dans le :

	Femmes stériles		Femmes ayant accouché	
Cul-de-sac vaginal postérieur dans.	82 %	des cas	23 %	des cas
Col de l'utérus.............. —	80,3 %	—	30,7 %	—
Corps de l'utérus............ —	93,4 %	—	23 %	—

36 heures après le coït, dans le :

	Femmes stériles		Femmes ayant accouché	
Cul-de-sac vaginal postérieur dans.	93,6 %	des cas	23 %	des cas
Col de l'utérus.............. —	100 %	—	37,3 %	—
Corps de l'utérus............ —	91,3 %	—	75 %	—

De tous ces chiffres, il résulte un fait constant, c'est que la présence des spermatozoïdes a été constatée bien moins souvent chez les femmes stériles que chez celles qui avaient déjà conçu.

Il est particulièrement intéressant de noter que, chez toutes ces dernières, on a encore retrouvé des spermatozoïdes dans le vagin 6 heures après le coït. De ce fait, il semble résulter que le séjour prolongé du sperme dans la partie du vagin qui est contiguë au museau de tanche est un facteur d'une réelle importance dans la fécondation. Les spermatozoïdes auraient besoin d'un certain temps pour faire leur ascension dans l'utérus, et cette ascension peut être rendue plus difficile, voire même impossible, quand il existe un utérus à type infantile.

Pour Runge, il y a deux choses qui, au point de vue pratique, ont une grande importance : c'est l'étroitesse du canal cervical et l'écoulement trop rapide du sperme au dehors.

Si, peu de temps après le coït, on ne trouve plus de spermatozoïdes au niveau du cul-de-sac vaginal postérieur, c'est que la stérilité est due à ce que le sperme n'est pas retenu suffisamment longtemps ; si les spermatozoïdes existent dans le vagin, mais manquent dans le col, c'est l'orifice externe de ce dernier qui est en cause ; enfin c'est son orifice interne qu'il faut incriminer si les zoospermes ne peuvent être retrouvés dans le mucus de la cavité utérine alors qu'on a constaté leur présence en aval. On voit l'utilité que peuvent avoir ces renseignements au point de vue de la conduite à tenir.

Voilà donc une chose qui est maintenant bien établie : la sténose de l'orifice externe du col et celle de l'orifice interne, que cette dernière coïncide ou non avec une antéflexion ou une rétroflexion utérine, peuvent s'opposer à la migration des spermatozoïdes.

Ajoutons que ces flexions à elles seules peuvent déterminer un rétrécissement au niveau de l'angle de coudure du corps sur le col, c'est-à-dire à la partie supérieure du canal cervical où les 2 parois antérieure et postérieure sont étroitement accolées l'une à l'autre. Graily Hewitt a très justement comparé le rétrécissement qui est ainsi produit à celui que l'on détermine en coudant un tube de caoutchouc.

Mais comment expliquer que ces rétrécissements, qu'ils soient le résultat d'une coudure ou d'une sténose, puissent arrêter le spermatozoïde dans sa marche alors, comme le dit Bumm, que ce dernier traverse sans difficultés l'ostium utérinum des trompes dont l'étroitesse est de beaucoup supérieure aux sténoses les plus accusées. Bumm déclare que cette explication n'est pas si facile à donner et que, dans tous les cas, il doit y avoir là autre chose qu'une action purement mécanique. Faure et Siredey sont également de cet avis.

Pour certains auteurs, ces sténoses agissent surtout par la rétention du mucus cervical dont nous avons indiqué le rôle probablement très important. L'étroitesse de l'orifice externe ne permettrait plus son expulsion au moment du coït.

Kisch et Mackenrod pensent qu'il peut se produire des modifications dans la nature de ce mucus ainsi retenu. Il deviendrait plus épais, plus consistant et jouerait alors le rôle d'un véritable bouchon obturant le conduit cervical et s'opposant à l'entrée des spermatozoïdes.

Pozzi insiste sur le même fait et ajoute que la quantité et la viscosité de ce mucus sont souvent augmentées par un degré plus ou moins intense de métrite qui est pour lui, dans bien des cas, le principal obstacle à la fécondation. Cette métrite, il l'appelle *métrite cervicale sténosique*, parce qu'elle est sous la dépendance immédiate de la sténose du col.

C'est cette métrite que von Winckel incrimine dans tous les cas et Schultze, de son côté, déclare que « la stérilité qui accompagne si souvent l'antéflexion est le résultat de processus inflammatoires ».

Baudron, dans l'étude qu'il a faite de l'antéflexion congénitale dans ses rapports avec la stérilité, croit cette affirmation inexacte. « Sans doute, écrit-il, l'antéflexion peut se compliquer de métrite et l'inaptitude à la fécondation s'en accroître; mais la sténose du col au niveau de l'angle de la flexion et souvent aussi la disposition punctiforme de l'orifice externe sur un col conique sont des obstacles suffisants à la pénétration des spermatozoïdes. » C'est également l'opinion de Müller, Schrœder, Laroyenne, Dudley et Pinard. Mais Baudron ajoute : « Ce serait cependant trop simplifier le rôle de la flexion que de l'envisager toujours comme une sténose mécanique banale. Avec Dudley, j'estime qu'il faut tenir compte de la gêne de circulation au niveau de l'angle de flexion, de la congestion passive qui en résulte et de l'hypersécrétion glandulaire pouvant former un bouchon épais et adhérent dans le canal cervical. »

En somme, de toutes ces opinions si variées il résulte que l'on ne peut expliquer par un seul fait anatomique local la stérilité d'origine cervicale, mais qu'elle est vraisemblablement la conséquence de nombre de ces facteurs réunis ou associés plus ou moins au complet. Il n'y a pas une cause locale, il y a des causes multiples siégeant au niveau du col atrophié et parmi lesquelles on peut encore citer l'action que peut avoir la forme de ce col, son allongement et sa direction anormale.

Le col se dirige d'ordinaire en arrière et en bas de manière à ce que son extrémité plonge dans le sperme qui est déposé au niveau du cul-de-sac vaginal postérieur. Quand on a affaire à un de ces cols coniques qui, comme le dit Lisfranc, gagnent en longueur ce qu'ils perdent en largeur, l'utérus est presque toujours en *antéflexion*. Cette flexion ramène le col en avant, son axe devient parallèle à celui du vagin, l'orifice du museau de tanche s'éloigne de la voûte vaginale et cela d'autant plus que le col est plus long.

De plus, avec un utérus à type infantile, le vagin est court et le doigt qui touche bute presque aussitôt sur le col qui se trouve très rapproché de l'orifice vulvaire. Au moment du coït, la verge glisse derrière le col, et pour pénétrer est obligée de refouler la paroi postérieure du vagin, le cul-de-sac postérieur devient de plus en plus profond (fausse route vaginale de Pajot) et le sperme est déposé en un point qui est de plus en plus éloigné de l'orifice cervical.

Quand l'utérus est en rétroversion ou, ce qui est plus rare, en latéroversion, cette dernière pouvant être la conséquence du développement incomplet de l'un des ligaments larges, le col est orienté d'une manière encore plus anormale. Il peut se diriger vers la paroi antérieure, ou l'une des parois latérales du vagin. Ces parois peuvent, dans certains cas, s'appliquer directement sur l'orifice externe du museau de tanche et créer ainsi un obstacle de plus à la pénétration des spermatozoïdes dans l'utérus (observation de Pajot).

Enfin, pour Chroback la rétroflexion utérine d'origine congénitale peut aussi être une cause de stérilité en ne permettant pas aux culs-de-sac de se développer suffisamment. Le sperme qui ne peut plus être retenu est immédiatement rejeté après le coït.

Quels sont maintenant les rapports qu'il y a entre la stérilité et la dysménorrhée, et la première peut-elle être la conséquence de la seconde ?

Que ces deux choses puissent coexister chez la même femme, cela est un fait certain et Mathias Duncan sur 332 femmes stériles en a trouvé 159 dysménorrhéiques; mais faut-il en conclure que la dysménorrhée est une cause de stérilité ? Nous ne le croyons pas. Elles peuvent simplement être l'une et l'autre la conséquence d'un même état de choses. C'est ainsi qu'on les voit si souvent coexister en cas d'antéflexion congénitale. Mais si elles ont parfois des causes communes, elles en ont qui leur sont propres et tout à fait indépendantes les unes des autres, ce qui explique que Kehrer a pu retrouver la dysménorrhée à peu près aussi souvent chez des femmes ayant accouché que chez celles qui n'avaient jamais pu être fécondées.

La dysménorrhée membraneuse peut, elle, avoir sur la stérilité une réelle influence causale en empêchant la nidation de l'œuf fécondé, mais en somme il s'agit alors d'une manifestation d'un état métritique de l'utérus.

II. Inflammations septiques. — A côté des arrêts de développement auxquels est liée la stérilité féminine d'origine utérine, il est incontestable que les processus inflammatoires et infectieux sont le plus souvent en cause. Frænkel, sur 200 femmes stériles, croit pouvoir les incriminer 108 fois.

L'action que peut exercer cette infection sur la fécondation variera avec la partie de l'appareil génital qui en est atteinte et l'endométrite a certainement à ce point de vue une très grande importance que personne ne songe d'ailleurs à contester.

C'est la blennorragie et l'infection puerpérale qui sont le plus souvent en cause.

La fréquence lamentable de la gonorrhée, que le célèbre travail de Noeggerath a depuis longtemps mise en évidence, explique que, parmi les agents infectieux, c'est au gonocoque que revient la première place et ce gonocoque peut aussi bien être la cause d'une stérilité primaire que d'une stérilité secondaire.

La blennorragie peut, en effet, déterminer d'emblée une infection utérine compliquée ou non de celle des annexes qui s'opposera à toute fécondation. Mais cette infection, localisée au col, par exemple, pourra permettre une première grossesse, et ce sont les complications ascendantes que le gonocoque déterminera, soit quelques jours, soit quelques semaines après l'accouchement qui amèneront la stérilité.

Les infections puerpérales qui sont dues à d'autres agents, au streptocoque, par exemple, et qui peuvent offrir de beaucoup plus grands dangers pour la vie de la femme, sont généralement moins redoutables au point de vue qui nous occupe, car elles sont moins tenaces et ne deviennent pas aussi facilement chroniques. L'orage une fois passé ne laisse, le plus souvent, que peu de traces. Sur 70 accouchées atteintes d'endométrite puerpérale streptococcique, Krönig en a vu 63 quitter son service absolument guéries.

La stérilité est souvent aussi la conséquence de l'évolution utérine défectueuse et de l'endométrite que l'on voit se produire si fréquemment après l'avortement des premiers mois.

Que l'endométrite soit une des causes les plus fréquentes de la stérilité, c'est un fait certain, mais comment la produit-elle, car en bien des cas, qu'elle soit aiguë ou chronique, elle est compatible avec la conception.

Quand elle est compliquée de lésions annexielles, l'explication devient très simple et souvent il en est ainsi sans qu'on s'en doute, les lésions des trompes étant très légères et passant inaperçues.

Cependant, l'infection localisée uniquement à l'utérus et même seulement au col suffit fréquemment pour amener la stérilité; les résultats thérapeutiques en font foi, et telle femme soignée pour une métrite cervicale devient enceinte quand cette métrite est guérie.

On a fait à ce sujet bien des hypothèses. Les uns incriminent les modifications subies par la muqueuse du corps de l'utérus dont les lésions ne permettraient plus à la nidation de se faire ou à l'œuf de se développer. Pour d'autres, ce seraient les sécrétions muqueuses ou purulentes qui agiraient dans ce sens et balayeraient l'œuf et les spermatozoïdes. Pour d'autres encore, ces sécrétions pathologiques n'auraient pas une action de balayage, mais une action chimique et amèneraient la mort des spermatozoïdes soit par leur trop grande alcalinité, soit par les toxines qu'elles renferment. Enfin, au niveau du col, il pourrait se produire un obstacle mécanique à la progression des spermatozoïdes par le boursouflement de la muqueuse, qui, à l'étroit dans la cavité cervicale, apparaît au dehors sous forme d'ectropion. L'obstacle pourrait également être constitué en ce point, et en particulier en cas de métrite cervicale gonococcique, par un épais bouchon muco-purulent. D'après Frænkel, ce dernier n'agirait cependant que quand il coïncide avec une sténose de l'orifice externe.

Quelle est, de toutes ces hypothèses, celle qui répond à la réalité des faits? Il n'est pas possible de le dire encore à l'heure actuelle d'une façon certaine et, d'ailleurs, il est probable que la cause de la stérilité n'est pas toujours identique dans tous les cas où elle est liée à l'infection utérine.

Cette dernière, comme nous l'avons déjà dit, n'amène souvent l'infécondité qu'en se propageant aux annexes et au péritoine pelvien; cette propagation a fréquemment été la conséquence d'intervention intra-utérine intempestive et, en particulier, du curettage dont il a été fait un si grand abus. Dans d'autres cas, ce sont des cautérisations maladroites du col qui amèneront une atrésie de son orifice externe incompatible avec la fécondation.

III. Déviations utérines. — Les déviations utérines occupent une place importante dans la pathogénie de la stérilité.

Nous avons déjà parlé de celles qui pouvaient accompagner l'utérus à type infantile et nous avons vu que si, en pareil cas, l'on rencontrait parfois la rétroflexion et même la latéroversion, c'est l'antéflexion qui était alors presque la règle.

Quand l'attitude vicieuse de l'utérus est la conséquence de processus inflammatoires, d'une paramétrite postérieure ou d'une lésion des annexes, c'est la rétroversion et la rétroflexion qui sont de beaucoup les plus communes. Les adhérences peuvent aussi, en entraînant le corps utérin d'un côté, produire une latéroversion.

Parfois enfin la déviation ne sera la conséquence ni de l'infection ni d'un développement défectueux, elle pourra tenir à un défaut de la statique utérine, au relâchement ligamentaire, ou à une involution défectueuse tels qu'il peut s'en produire après un avortement ou un accouchement, même absolument apyrétique, surtout si ce dernier s'est compliqué d'une déchirure du périnée.

Nous ne reviendrons pas sur les déviations de l'utérus à type infantile. Nous rappellerons simplement que souvent, en pareil cas, la stérilité est moins la conséquence de la forme de l'utérus que de l'aplasie ovarienne et de l'endométrite concomitante.

Comme dans les précédentes, en cas de déviations consécutives soit à l'insuffisance des moyens de fixité de l'utérus, soit aux lésions infectieuses, la stérilité pourra tenir à ce que le col dévié ne plongera plus comme il devrait dans la liqueur séminale ou à ce que la disparition du cul-de-sac vaginal ne permettra plus au sperme d'être retenu assez longtemps dans le vagin. On a, pour ces variétés de flexion, disenté également pour savoir s'il était nécessaire ou non qu'elles soient compliquées d'endométrite pour être cause de stérilité. La théorie purement mécanique de Sims a perdu beaucoup de terrain dans ces dernières années et Schultze, Fritsch, Hofmeier, Olshausen et bien d'autres se sont rangés à l'avis de Scanzoni qui, en pareil cas, attribue le rôle principal à l'inflammation.

En dehors de l'endométrite, en cas de déviation d'origine infectieuse, les lésions para- et péri-utérines ont une importance de tout premier ordre, sur laquelle Kisch et Fraenkel insistent avec beaucoup de raison, et c'est à leur niveau que siégera le plus souvent l'obstacle à la conception, qu'il s'agisse de lésions annexielles ou d'adhérences péritonéales. Ces dernières pourront n'être constituées que par de fins tractus étranglant la trompe en certains points, échappant à toute investigation manuelle, et que seule une laparotomie pourra permettre de découvrir. Même quand la rétroversion est la conséquence d'un trouble de la statique utérine d'origine purement mécanique sans complications inflammatoires, l'obstacle à la fécondation pourrait, d'après certains auteurs, siéger au niveau des annexes tiraillés. C'est bien une brusque coudure qui serait en cause, mais ce serait celle de la trompe et non celle de l'utérus qu'il faudrait incriminer.

Dans les déviations utérines envisagées au point de vue de la stérilité, on voit donc l'importance primordiale des lésions surajoutées, et cela quelle que soit l'origine de ces déviations. Réduites à elles seules, elles rendent le plus souvent la conception difficile, mais non impossible.

Il en est de même du *prolapsus utérin* dont un degré très accusé peut être compatible avec la grossesse. Ici également, la stérilité sera le plus souvent liée à l'existence de lésions concomittantes, utérines et péri-utérines. Kustner, chez 80 de ses opérées, a trouvé les annexes malades dans la moitié des cas.

IV. Tumeurs utérines. — Parmi les néoformations utérines qui peuvent être cause de la stérilité, nous citerons d'abord les *polypes muqueux* qui agissent, soit en obstruant la lumière du canal cervical, soit par l'endométrite concomitante, puis il y a les *fibro-myomes* dont les rapports avec la conception offrent le plus grand intérêt.

Ces rapports ont été, durant ces dernières années, et surtout en Allemagne, le point de départ de nombreux travaux.

Il est généralement admis que ces tumeurs, qui s'accompagnent d'ailleurs le plus souvent de métrite, ont sur la fécondation une action nettement défavorable et, à l'appui de cette manière de voir, on fait valoir les chiffres donnés par toutes les statistiques.

D'après ces derniers, le pourcentage de la stérilité, en cas de fibromes utérins, serait de 25 à 30 %. — 32 % d'après von Winckel ; 27 % d'après Gusserow ; 21 % d'après Schumacher ; 29 % d'après Röhrig ; 25 % d'après Werth ; 22,7 % d'après Hofmeier ; enfin Austerlitz, sur 339 femmes atteintes de fibromes, trouve 61 cas de stérilité primaire, 20,23 %, et 66 cas de stérilité secondaire, 21,25 %.

Si l'on compare ce pourcentage à celui de la stérilité chez les femmes en général, 8 à 15 %, il semble tout d'abord qu'il ne puisse y avoir de doute et que les fibro-myomes soient réellement, dans bien des cas, une cause de stérilité.

Leur action variera forcément, non seulement avec leur volume, mais aussi avec le siège qu'ils occupent.

Dans la statistique de Schorler, portant sur 253 cas, la stérilité se rencontre dans une proportion de 9 % en cas de polypes fibreux, de 18,70 % en cas de fibromes du col, de 21,7 % quand la tumeur est interstitielle, de 38,8 % quand elle est sous-muqueuse et, enfin, de 17,8 % quand elle est sous-péritonéale.

Ce seraient donc les fibromes sous-séreux qui s'opposeraient le plus souvent à la conception. Fraenkel ne le croit pas et pense que c'est la variété interstitielle qui a le plus d'influence. Sur 61 femmes stériles et atteintes de fibromes, ces derniers étaient 33 fois interstitiels, 13 fois sous-séreux, 10 fois interstitiels et sous-séreux, 2 fois interstitiels et sous-muqueux, et 3 fois sous-muqueux.

Il est certain, comme le fait remarquer Gusserow, que dans les observations publiées de fibromes compliquant la grossesse, il s'agit le plus souvent de fibromes sous-séreux et que, quand ces derniers sont de petit volume, ils ne sauraient avoir sur la fécondation une influence bien appréciable. Quand ils sont volumineux, au contraire, ils peuvent agir, soit en étant une cause de déviation utérine, soit en tiraillant et en comprimant les annexes. Les fibromes interstitiels et sous-muqueux peuvent amener dans la forme et les dimensions de la cavité utérine de profondes modifications et s'accompagnent de lésions de la muqueuse qui, à elles seules, peuvent être une cause de stérilité en ne permettant pas à la nidation de se faire. Enfin, la stérilité est presque la règle, en cas de polypes fibreux ou de fibromes du col quand ces derniers atteignent un certain volume.

Pour Pfannenstiel, si l'on rencontre une plus grande proportion de femmes stériles parmi celles dont l'utérus présente des fibromes, c'est qu'en pareil cas il existe souvent une dégénérescence des ovaires. Nous allons voir que Hofmeier professe sur ce point une opinion diamétralement opposée.

Dans un travail très important où il étudie l'influence des fibro-myomes de l'utérus sur la conception, la grossesse et l'accouchement, Hofmeier arrive, au sujet des rapports qui existent entre les fibromes et la stérilité, à des conclusions tout à fait nouvelles.

Comme nous l'avons dit plus haut, Hofmeier trouve que, parmi les femmes atteintes de fibromes, plus de 1/3 sont stériles. Ce pourcentage dépasse de beaucoup le pourcentage global de la stérilité féminine, mais il ne croit pas que l'on puisse en conclure qu'il existe un rapport de cause à effet entre le fibrome et la stérilité.

L'âge moyen des femmes sur lesquelles porte sa statistique était de 42 ans. Chez ces femmes, la stérilité datait depuis 16 ans en moyenne ; donc, pour pouvoir incriminer le fibrome, ce dernier aurait déjà dû exister à 26 ans et évoluer pendant de longues années, sans provoquer aucun trouble, ce qui est tout à fait invraisemblable. En effet, chez la plupart des femmes examinées par Hofmeier, ces troubles n'existaient que depuis très peu de temps. D'autre part, il fait remarquer combien il est rare de constater l'existence d'un fibrome utérin chez une femme qui vient consulter pour stérilité durant les premières années du mariage. Sur 503 femmes atteintes de stérilité primaire ou secondaire et qui furent examinées dans les 5 années qui suivirent le mariage ou la naissance du premier enfant, Hofmeier ne trouva que 7 cas de myomes et, chez 4 de ces femmes, il existait en plus d'autres causes de stérilité.

Aussi Hofmeier croit-il qu'il n'existe aucun rapport entre cette dernière et les fibro-myomes; bien plus, il pense que l'existence de ces néoformations favoriserait plutôt la conception chez les femmes d'un certain âge. Sur 23 grossesses évoluant dans des utérus atteints de fibromes, une seule fois la femme avait moins de 30 ans et 13 fois l'âge des femmes variait de 40 à 47 ans. La possibilité de conceptions particulièrement tardives résulterait de ce qu'en cas de fibro-myomes l'activité fonctionnelle de tout l'appareil génital, et en particulier celle des ovaires, serait plus longtemps conservée. C'est, comme nous l'avons dit plus haut, une opinion absolument contraire à celle de Pfannenstiel.

Le travail de Hofmeier a donné lieu à de nombreux commentaires au cours desquels les opinions les plus diverses ont été émises. Un de ceux qui ont été le plus avant dans la discussion des faits est E. Fraenkel. Pour lui, il est certain qu'entre les fibromes et la stérilité il existe une connexion qu'il n'est cependant pas encore possible de préciser nettement à l'heure actuelle et Fraenkel arrive à se demander si, d'une manière générale, ce sont les fibromes qui prédisposent à la stérilité ou la stérilité qui prédispose aux fibromes.

Nous arrivons ainsi à l'opinion professée par Pinard et sur laquelle il insiste déjà depuis de longues années dans ses conférences cliniques. Pour Pinard, l'inaction fonctionnelle de l'utérus est la cause la plus fréquente des fibromes et l'on connaît sa formule qui est devenue classique : « Primipare de plus de 30 ans : cherchez le fibrome. »

L'opinion de Pinard vient de recevoir une confirmation complète dans le travail qu'A. Trœll vient de publier il y a quelques mois. Pour Trœll également, la stérilité prédispose aux fibromes et les conclusions de l'étude qu'il fait des observations recueillies à la clinique gynécologique de Lund sont tout à fait conformes à cette manière de voir.

Parmi les fibromateuses, Trœll trouve une proportion de nullipares s'élevant à 61, 1 % alors que cette proportion n'est que de 19, 6 % chez les autres malades. D'autre part, il a rencontré des fibro-myomes chez plus du quart des malades (26,4 %) n'ayant jamais eu d'enfants et seulement dans une proportion de 7,2 % chez celles ayant déjà accouché.

Trœll déclare qu'il résulte de ces recherches que plus une femme a d'enfants, moins elle a de chances d'avoir un fibrome. C'est là un fait que Pinard répète journellement depuis plus de 20 ans.

Ce sont les femmes robustes, à menstruations précoces chez lesquelles l'inaction utérine aura le plus de chances d'amener la production de fibromes. Le fait ressort avec netteté des statistiques de Trœll. L'utérus porte en lui des énergies potentielles qui trouvent normalement leur emploi dans la maternité; si cette dernière fait défaut, ces énergies peuvent s'étendre dans le domaine pathologique en donnant naissance aux fibromes.

Le *cancer de l'utérus* constitue-t-il un obstacle à la fécondation? Certainement oui, et pour ce qui est du cancer du corps, cet obstacle est même presque absolu. Treub fait remarquer qu'on ne connaît pas d'observation certaine de grossesse ayant coexisté avec cette variété de cancer. Théoriquement, la grossesse semble cependant possible avec une lésion circonscrite et peu accusée.

Pour ce qui est du cancer du col, toutes ses formes sont compatibles avec la grossesse mais, contrairement à l'opinion de Cohnstein, il rend la conception plus difficile et même impossible quand il a pris un grand développement. D'ailleurs, en pareil cas, étant donné la gravité de l'affection et les dangers qu'elle entraîne à brève échéance pour la vie de la femme, il ne saurait être question d'instituer un traitement de la stérilité.

∴

TRAITEMENT. — Il résulte de la revue rapide que nous venons de faire des causes de stérilité qui sont sous la dépendance de l'utérus qu'il ne saurait être question d'un traitement unique, d'un même traitement applicable à tous les cas. Il pourra varier du tout au tout et avant de l'établir il est absolument indispensable de faire de la femme un examen aussi complet que possible : interrogatoire, palper, toucher, examen au spéculum et même, dans certains cas, hystérométrie.

Bumm et Frænkel insistent de plus sur la grande utilité qu'il y aurait, avant d'intervenir, de toujours faire l'étude microscopique et bactériologique des sécrétions vaginales et utérines, de manière à être renseigné sur la façon dont se comportent les spermatozoïdes dans le canal génital et, s'il y a lieu, sur la nature de l'infection à laquelle on a affaire.

Si l'on a, par exemple, constaté la présence de gonocoques au niveau du col, on sera d'une extrême prudence, les interventions intra-utérines et en particulier le curettage pouvant être alors le point de départ de complications annexielles dont une stérilité définitive est trop souvent la conséquence. Nous avons déjà vu l'utilité que pourrait avoir, en cas d'utérus infantile, la recherche des spermatozoïdes faite suivant la méthode de Runge, en indiquant parfois d'une manière précise le point où siège l'obstacle à la progression des zoospermes et par conséquent celui au niveau duquel il faudra agir.

Aplasie et hypoplasie utérines. — Sans vouloir faire ici l'étude des causes qui peuvent avoir une influence sur le développement de l'appareil génital de la femme, nous tenons cependant à rappeler l'action tout à fait défavorable qu'exerce à ce point de vue la naissance avant terme. D'autre part, Hegar et Neumann ont retrouvé une proportion beaucoup plus considérable d'utérus infantiles, parmi les femmes qui n'avaient pas été nourries au sein par leur mère. Ces faits nous donnent un exemple de plus de l'importance qu'ont l'accouchement à terme et l'allaitement maternel.

Quand on sera en présence d'un arrêt de développement très accusé qui se sera produit au cours de la vie intra-utérine, qu'en un mot on aura affaire à l'*utérus fœtal*, dont les dimensions sont extrêmement réduites, que de plus il existera une aménorrhée absolue, il n'y aura rien à faire. L'hypoplasie s'étend à tout l'appareil génital, elle est trop caractérisée et aucun traitement ne pourra donner de résultats.

D'autre fois, au contraire, l'arrêt de développement ne semble s'être localisé que sur l'utérus en lui donnant l'une des formes dont nous avons parlé plus haut. Son volume peut même être sensiblement celui d'un utérus normal. C'est la coudure utérine, la forme du col et l'atrésie de ses orifices, qui seules sont en cause et la menstruation, quoique souvent douloureuse, revient régulièrement tous les mois. Ce sont ces cas qui judicieusement traités donnent les plus beaux succès, même quand la stérilité date depuis de longues années.

Entre l'utérus fœtal et cet utérus dont l'infantilisme est très atténué, il existe tous les degrés intermédiaires, et chez des femmes réglées, mais seulement tous les 6, 8 semaines, ou plus rarement encore, et ne perdant chaque fois que peu de sang on pourra, par l'exploration bimanuelle, constater l'existence d'un utérus à type infantile de dimensions plus ou moins réduites. En pareil cas, la stérilité est le plus souvent incurable; mais tout espoir ne devra cependant pas être abandonné, surtout quand on aura affaire à un état qui ne sera pas trop caractérisé.

Il semble parfois qu'avec le temps l'évolution génitale arrive à se parfaire, c'est ce que constate Pinard quand il dit, en parlant de ces utérus puérils : « Il n'est pas rare de voir, dans ces cas, le développement complet de l'appareil génital au point de vue anatomique et physiologique se produire spontanément de 25 à 30 ans et la fécondation apparaître. »

Il est évident que dans ces conditions tout ce qui favorisera le développement général de l'organisme sera une bonne chose et certaines eaux thermales pourront être conseillées avec avantage.

Bumm croit cependant que, sur l'utérus d'une femme ayant dépassé 25 ans, il n'y a que le traitement local qui puisse réellement avoir prise et pour lui ce traitement est la galvanisation. Voici comment il la pratique :

L'électrode positive est représentée par une large compresse imprégnée d'eau salée qui est appliquée sur la paroi abdominale, l'électrode négative est constituée par une tige de charbon qui est introduite dans la cavité utérine. Bumm ne recourt qu'à de faibles courants qui ne dépassent pas 50 milliampères et qu'il laisse agir pendant environ 5 minutes. En fin de séance il renverse le courant à plusieurs reprises. A ces séances de galvanisation, qui sont renouvelées 1 ou 2 fois par semaine, sont joints de légers massages de l'utérus et des annexes. A la suite de ce traitement on voit les règles se rapprocher et devenir plus abondantes. Dans 2 cas, on les a vues apparaître et revenir régulièrement chez des femmes qui avaient été jusque-là entièrement aménorrhéiques. Sous l'influence des congestions menstruelles, plus rapprochées et plus intenses, on pourra constater une augmentation de volume de l'utérus dont la cavité peut, en un trimestre, gagner 1 centimètre et demi en profondeur. D'autre part, on verra souvent la dysménorrhée diminuer progressivement d'intensité et finir par disparaître tout à fait.

Bumm considère que pour être efficace, ce traitement doit être continué pendant au moins 3 mois.

Sur 12 femmes qu'il a ainsi soignées, il a eu 5 succès tout à fait nets (3 devinrent enceintes et 2 autres qui n'étaient pas mariées furent guéries de leur dysménorrhée) — chez les 7 autres il se produisit bien une amélioration du côté de la menstruation, mais ces femmes restèrent stériles. D'ailleurs chez aucune de ces dernières le traitement n'amena d'agrandissement de la cavité utérine.

Bumm attache à ce dernier fait une très grande importance. Quand il ne se produit pas de changement dans le volume utérin, il croit qu'il est inutile de tenter autre chose et que l'on a affaire à un cas de stérilité incurable.

D'autres auteurs, tels que Good, Schauta, Bokelmann, Gottschalk, etc. ont eu également recours à la galvanisation et se déclarent satisfaits des résultats obtenus.

Le massage auquel Bumm recourt aussi, comme nous l'avons vu, pourra certainement, quand il est bien fait et avec mesure, avoir une heureuse influence; mais nous croyons que le meilleur des massages, celui qui aura le plus de chance d'amener un développement rapide du segment corporéal de l'utérus, est la dilatation lente, progressive et répétée de ce dernier fait à l'aide de laminaires.

« Cette dilatation, dit Doléris, a l'avantage énorme d'imposer au corps atrophié de l'utérus une gymnastique susceptible d'en augmenter le développement et le volume, cette gymnastique seconde l'action dilatante du corps étranger, appelant la réaction du muscle et sa contraction; résultat : travail, nutrition, développement de ce muscle.

« Je compare couramment cette action à celle de la grossesse et c'est en réalité une transformation de même ordre qui se produit dans l'utérus soumis à une dilatation lente et progressive. L'utérus est gravide, pendant une semaine ou plusieurs semaines d'un corps étranger : laminaire ou éponge. »

Sténoses et antéflexion. — Revenons maintenant au cas dont nous parlions tout à l'heure, où la menstruation est régulière, quoique le plus souvent douloureuse et où l'utérus a un volume à peu près normal, mais une forme caractérisée par l'exagération de son antécourbure normale, la conicité du col et l'étroitesse de l'orifice externe. C'est dans ces cas où, comme le fait remarquer Pozzi, il y a type infantile plutôt qu'état infantile, que le traitement a le plus de chances de réussir.

Ce traitement doit avant tout redresser et dilater l'utérus.

Pour y arriver on a imaginé un grand nombre d'instruments à branches divergentes parmi lesquels nous citerons les dilatateurs à 3 branches de Scanzoni et d'Huguier. Instruments trop faibles pour avoir une action réelle. Celui de Sims, qui a été très répandu, est plus puissant, mais a été cause de bien des déchirures. Pichevin en a fait construire un dont les branches divergentes sont parallèles. — Frænkel se sert avec succès depuis plus de 30 ans, quand il n'existe qu'une sténose de l'orifice interne coexistant avec un éperon corné formé par la muqueuse en ce point, du dilatateur de Priestley. Enfin Bumm lui-même a fait construire un de ces instruments en s'inspirant du dilatateur urétral de Kollmann. Il s'en sert aussi dans les cas où la muqueuse cervicale présente cette consistance cartilagineuse qui serait pour lui un obstacle absolu à la fécondation, mais seulement après avoir employé les laminaires ou les bougies de Hégar.

Ces dernières, qui, parmi les bougies cylindriques à calibre progressif, sont celles dont l'usage est le plus répandu, s'emploient comme les sondes Beniqué pour l'urètre, mais, elles aussi, il vaut mieux ne s'en servir que pour entretenir une dilatation et un redressement préalablement obtenu par les laminaires.

Les dilatateurs métalliques quels qu'ils soient ont une action trop rapide et exposent de ce fait à des lésions du tissu utérin dont la cicatrisation pourra aller tout à fait à l'encontre du but poursuivi. Ces lésions seront moins à redouter avec les bougies métalliques prudemment maniées, mais elles ne restent que bien peu de temps en place, et leur action est trop éphémère pour qu'elle puisse être durable.

De toutes les méthodes de dilatation, celle qui est certainement de beaucoup la préférable est la dilatation qui est obtenue d'une manière lente et progressive avec des tiges de laminaires.

Doléris a décrit l'action de ces dernières en termes très heureux. Il a bien mis en évidence l'état d'assouplissement parfait que, grâce à elles, toutes les parties du tissu utérin finissent par acquérir. Les spasmes douloureux sont vaincus sans violence et, petit à petit, ces utérus à consistance particulièrement ferme seront transformés en une poche à parois molles qu'un doigt pourra facilement parcourir.

A ce sujet l'opinion de Pinard est formelle. Pour lui le traitement à la fois le plus efficace et le plus inoffensif de l'antéflexion congénitale est la dilatation et le redressement de l'utérus obtenus d'abord avec des laminaires et entretenus ensuite pendant un temps suffisamment long à l'aide de bougies de Hégar.

Cette méthode que Pinard emploie depuis 30 ans et qui a donné entre ses mains et celles de ses élèves de très nombreux succès est décrite d'une manière très détaillée dans le rapport que Baudron a fait au congrès de Nantes de 1901. Nous ne donnerons ci-après que les parties essentielles de cette description.

Le traitement doit commencer 2 ou 3 jours après la fin des règles, de manière à avoir suffisamment de temps devant soi. La phase des laminaires dure environ une semaine. L'utérus doit finalement présenter une dilatation suffisante pour permettre l'introduction de l'index. Mais avant d'y arriver, il faut procéder avec une sage lenteur, car là est le secret de la tolérance de ce traitement parfois très douloureux quand on veut aller trop vite. Il faut commencer par une tige de laminaire extrêmement fine, capable de s'insinuer facilement dans la cavité utérine. Quand on la retirera gonflée au bout de vingt-quatre heures, on ne la remplacera pas par une tige ayant le même calibre, et qui n'entrerait qu'à frottement, mais par une laminaire d'un diamètre légèrement inférieur, de manière qu'elle puisse pénétrer avec la plus grande aisance. Grâce à une série de laminaires comprenant les numéros 6, 10, 14, 18 et 22 de la filière Collin, on arrive généralement à obtenir le résultat désiré dans les conditions voulues et cependant il est quelquefois nécessaire de remettre pendant 24 heures le numéro 14 ou le numéro 18 quand la sténose est telle que la laminaire retirée présente une dilatation inégale et a la forme d'un sablier.

Pendant tout ce temps, les malades doivent garder le repos absolu au lit et cela tant pour prévenir toute espèce de complication inflammatoire que pour éviter l'expulsion de la laminaire dont le maintien en place est assuré par une longue lanière de gaze aseptique bien tassée dans le vagin et en particulier au niveau du cul-de-sac postérieur.

La dernière laminaire est remplacée pendant 24 heures par une mèche de gaze iodoformée, puis commencera le cathétérisme dilatateur avec les bougies métalliques.

Pour Baudron, les bougies de Hegar ont le grave défaut d'offrir un trop grand écart entre 2 numéros consécutifs. Il conseille de leur préférer celles qu'a fait construire Segond et qui sont graduées par 1,6 de millimètre. Personnellement, nous nous servons en pareil cas des bougies graduées de forme légèrement conique que Collin construit depuis un certain temps et avec lesquelles toute transition brusque, si petite soit-elle, est supprimée au cours de la dilatation.

Le cathétérisme sera quotidien durant la 1re semaine, puis, si l'état de souplesse et de redressement de l'utérus est suffisant, on ne le pratiquera plus que tous les 2 jours jusqu'au moment où apparaîtront les règles qui seront le plus souvent en avance de quelques jours.

Tout traitement cessera, bien entendu, pendant toute la durée de ces dernières. Après leur terminaison, on recommencera les séances de dilatation pendant 3 ou 4 jours et la malade sera ensuite autorisée à reprendre sa vie conjugale. Si une grossesse survient, ce sera le complément de la guérison, sinon, après chaque période menstruelle et avant toute possibilité de fécondation, on pratique 2 ou 3 séances de cathétérisme dilatateur et cela pendant de longs mois. Ce n'est en effet souvent qu'au bout d'assez longtemps, comme le fait remarquer Baudron (9 et 12 mois dans 2 de ses observations), qu'on verra survenir la grossesse.

Bumm, lui aussi, insiste sur l'importance qu'a la durée du traitement en cas d'utérus à type infantile et sur la nécessité qu'il y a de contrôler pendant longtemps les résultats acquis, si l'on ne veut pas s'exposer à voir l'utérus abandonné à lui-même reprendre petit à petit sa forme première. Celui qui aura la patience voulue, dit Bumm, et qui saura se conserver la confiance de sa cliente, pourra finir par arriver au but désiré et cela même dans des cas où d'autres auront échoué avant lui.

A l'époque où écrivait Baudron, il avait pu retrouver et suivre 23 malades auxquelles le traitement de Pinard avait été appliqué à la clinique Baudelocque, soit par lui-même, soit par Le Masson.

Sur ces 23 malades, 15 avaient pour symptômes la dysménorrhée et la stérilité, et chez 8 autres, la stérilité constituait le seul symptôme.

Une de ces dernières devint enceinte 2 mois après la fin du traitement.

Parmi les 15 premières, 13 guérirent complètement de leur dysménorrhée et 2 chez lesquelles le traitement se borna à la dilatation par les laminaires n'eurent qu'une guérison temporaire, 4 de ces femmes devinrent enceintes.

Rien que par les résultats obtenus dans cette petite série de 23 femmes on voit quelle est l'efficacité de cette méthode qui a le grand avantage de respecter l'intégrité de l'appareil génital.

Au lieu de recourir au cathétérisme dilatateur répété pour maintenir l'utérus dans un état de redressement et d'élargissement suffisant, on a eu l'idée de laisser une tige métallique à demeure dans la cavité utérine. Le meilleur de ces pessaires intra-utérins semble être la tige de Lefour, dont son auteur a donné la description suivante au Congrès de Gynécologie, d'Obstétrique et de Pédiatrie qui s'est tenu à Bordeaux en 1895 :

« Cette tige consiste en un cylindre d'aluminium plein de 5 millimètres de diamètre. Elle présente à sa surface et dans le sens de la longueur, qui doit toujours être inférieure de 5 millimètres au moins à la hauteur totale du canal cervico-utérin, 4 cannelures opposées 2 à 2, cannelures destinées à assurer l'écoulement du sang menstruel et des sécrétions de l'organe. L'extrémité inférieure, pour éviter l'emprisonnement de la tige dans la cavité utérine, est aplatie d'un côté à l'autre, c'est-à-dire que dans une étendue de 5 millimètres environ, 2 arêtes opposées ont été abattues. Cette portion aplatie est percée tout à fait à son extrémité inférieure d'un orifice pour le fil suspenseur. Ce fil est métallique : il traverse le col de part en part transversalement à 1 centimètre au-dessus de l'orifice externe. Les 2 chefs sont ramenés au-devant du col et réunis par torsion dans le cul-de-sac antérieur. Ils sont coupés à 2 centimètres et demi environ et retournés pour éviter toute blessure des tissus voisins et rendre inoffensifs les rapports conjugaux. » Lefour laisse ces tiges en place de 6 à 15 mois et pendant tout ce temps la femme n'a rien à changer à son genre de vie habituel.

Sur 15 dysménorrhéiques ainsi traitées, Lefour a obtenu 12 guérisons et 3 améliorations, une guérison fut suivie de 2 grossesses.

Bouilly, de son côté, s'est servi 10 fois de la tige de Lefour qu'il a laissée en place pendant environ 3 mois. Il a, par ce moyen, obtenu dans tous les cas la disparition complète des douleurs et 3 de ces femmes sont devenues enceintes et ont accouché à terme.

Auvard a modifié la tige de Lefour en lui donnant des dimensions plus considérables et en la creusant d'un canal qui parcourt toute sa longueur. Il se déclare très satisfait des résultats qu'il a obtenus à l'aide de ces tiges métalliques et ajoute que, contrairement à ce que l'on pourrait théoriquement penser, leur présence dans l'utérus n'empêche pas le développement de la grossesse pendant ses premiers temps au moins. Il conseille seulement d'enlever l'appareil aussitôt qu'il y a un retard dans les règles pouvant faire supposer le début d'une gestation.

Holz aurait constaté le développement d'une grossesse ayant évolué jusqu'à terme chez une femme à qui l'on avait ainsi placé une tige intra-utérine qui ne fut enlevée que 8 semaines après la cessation des dernières règles. Olshausen, de son côté, aurait observé 2 cas analogues.

Quoi qu'il en soit, et malgré l'autorité des noms que nous venons de citer, nous nous demandons s'il sera vraiment toujours sans danger de laisser ainsi pendant de longs mois une tige à demeure dans l'utérus.

Nous croyons que c'est avec raison que ces pessaires intra-utérins ont été de moins en moins employés. Pinard s'en déclare nettement l'adversaire et il croit aussi que les opérations sanglantes pratiquées sur le col, dont il nous reste à parler, les hystérotomies, les stomatoplasties, n'ont que des indications absolument exceptionnelles.

Parmi ces dernières, les plus anciennes en date sont les discisions du col qui furent si souvent pratiquées durant la seconde moitié du siècle dernier et dont on est beaucoup revenu aujourd'hui.

Celles qu'on faisait porter au niveau de l'orifice interne sont, avec raison, complètement abandonnées. Pour la pratiquer, on se servait soit du bistouri boutonné de Sims, soit du métrotome caché, simple ou double de Simpson et Greenlach. Elles ont été trop souvent suivies d'accidents graves : d'infection, de blessure des uretères et d'hémorragies consécutives à la section de branches plus ou moins importantes des artères utérines. D'ailleurs, elles n'atteignaient que bien rarement leur but, la sténose se reproduisant avec le temps en s'accusant même quelquefois sous l'influence de la rétraction cicatricielle.

La discision bilatérale de l'orifice externe est une opération d'une extrême simplicité qui a donné quelques bons résultats, mais qui, elle aussi, est de moins en moins pratiquée à l'heure actuelle et par ceux-là même qui y avaient eu recours autrefois. En effet, comme le fait remarquer Frænkel, si les incisions sont trop petites, l'atrésie de l'orifice externe se reconstituera bientôt et pourra même être plus étroite qu'avant ; si, au contraire, les incisions faites ont été trop grandes, le col bâille largement au fond du vagin et il en résulte un ectropion double, quelquefois très accusé qui constitue un véritable état pathologique.

Même dans les cas où le résultat obtenu semble à première vue favorable, que l'opération ait été pratiquée à l'aide du bistouri ou à l'aide du thermo- ou de l'électro-cautère comme le conseillent Olshausen et Strassmann, la perméabilité de l'orifice peut ne pas être suffisante.

« Quand on examine le col de ces femmes, dit Doléris, il semble qu'il soit bien disposé, orifice très large transversalement, bilabié comme chez la femme qui aurait eu des enfants et dont le museau de tanche porterait de petites cicatrices latérales. Cependant on ne peut pas dire que cette disposition soit idéale pour la pénétration du liquide fécondant, car loin d'être béant ou même entr'ouvert, l'ostium cervical est fermé en réalité par la très exacte juxtaposition des 2 lèvres qui appuient l'une sur l'autre et réalisent une occlusion parfaite du trajet cervical. Si l'on essaye de les séparer au moyen d'un cathéter, ou mieux d'une pince à pansement dont on entr'ouvre l'extrémité, après l'avoir introduite fermée dans le conduit, rien n'est plus aisé, et il n'y a réellement aucune atrésie apparente ou réelle. Mais une fois l'instrument retiré, les 2 lèvres se réappliquent l'une à l'autre, et l'ostium se referme au point de devenir imperméable à nouveau à un liquide quelconque. »

Les discisions dont l'inefficacité et parfois le danger justifient l'abandon ont été peu à peu remplacées en gynécologie par toute une série d'opérations dont les variétés sont extrêmement nombreuses. Nous n'en citerons que quelques-unes et ne décrirons que celles dont l'usage est actuellement le plus répandu.

Par les unes, on cherche à obtenir le redressement de l'utérus; par les autres à assurer sa perméabilité en agissant plus particulièrement soit sur l'orifice externe soit sur l'orifice interne.

Parmi les opérations qui visent à la suppression de la sténose de l'orifice interne, on peut citer l'hystérotomie sphinctérienne de Defontaine et l'opération plus complexe d'Alexandrow. L'emploi de ces interventions ne s'est pas généralisé et c'est aux laminaires et aux dilatateurs métalliques que l'on a recours.

Il n'en est pas de même des opérations qui s'attaquent à la

sténose de l'orifice externe, des stomatoplasties dont certaines sont, à l'heure actuelle, systématiquement pratiquées par un grand nombre de gynécologues.

Une des plus anciennes au point de vue chronologique, mais que l'on pratique encore maintenant et que Doléris préfère à toutes les autres quand la sténose ne se complique pas de métrite, est le procédé de Simon-Marckwald. Le col est divisé en 2 valves : l'une antérieure, l'autre postérieure. Sur chacune de ces valves on pratique une excision conique qui empiètera autant sur la face externe que sur la face interne du col. Quand les sutures sont faites on a un orifice net, bien cerclé intérieurement de muqueuses à épithélium cilié.

Frænkel reproche à cette opération d'être d'une exécution difficile et parfois presque impossible quand le col est très petit. Or, c'est souvent le cas quand il s'agit d'utérus à type infantile. Il recourt depuis dix ans, et très souvent avec succès, au procédé de Mars-Rosner dans lequel on rabat et l'on fixe dans la profondeur d'une incision intéressant de chaque côté l'orifice externe et la partie interne du col un lambeau demi-circulaire, préalablement découpé sur la surface externe du museau de tanche.

Pozzi recourt à un procédé de stomatoplastie qu'il nomme *évidement commissural du col* et qui lui a donné les meilleurs résultats.

Voici le résumé de sa manière de faire :

Après un débridement bilatéral du col de 2 à 3 centimètres, on dilate avec des bougies de Hegar (jusqu'aux numéros 30 et 32), puis on pratique le curettage. L'incision bilatérale a divisé le col en 2 valves sur lesquelles on peut voir la muqueuse du canal cervical bordée de chaque côté par une surface triangulaire saignante formée par la section. Il existe ainsi 4 surfaces cruentées ayant la forme d'un triangle allongé. Sur chacune de ces surfaces, le bistouri circonscrit un deuxième triangle de dimensions moindres et la lame pénètre dans les tissus en s'inclinant de manière à exciser un petit prisme de base triangulaire. Après cette excision, la surface cruentée est creusée d'une gouttière longitudinale dont on réunira les bords par des sutures transversales de manière à affronter la muqueuse endocervicale avec la muqueuse vaginale. On commencera par placer les 2 points commissuraux qui auront une action hémostatique et faciliteront les points d'affrontement consécutifs.

Lorsque l'opération est terminée, le col a un aspect que l'on a comparé à celui que présente un bec de canard. Avec le temps, il se produit une rétraction qui diminue la saillie de chacune de ses lèvres. Au bout de 2 à 3 mois, l'aspect est absolument celui que l'on trouve chez une femme qui aurait eu un enfant et dont l'accouchement ne se serait accompagné d'aucune déchirure cervicale.

Pour Pinard, cette opération, quoique très ingénieusement conçue, serait d'une application rare. Il lui reproche de ne s'attaquer qu'à l'étroitesse de l'orifice externe et de ne faire disparaître ni l'angle de flexion, ni la sténose de l'orifice interne.

Pineau, qui vient de faire paraître dans un important travail les résultats qu'a donnés cette intervention chez 170 opérées, s'en déclare le partisan enthousiaste. Il croit que le reproche que lui adresse Pinard n'est pas justifié et que la stomatoplastie agit également sur la sténose de l'orifice interne et sur la flexion « par la section du col en 2 segments qui se redressent d'eux-mêmes d'emblée et surtout progressivement ».

Quoi qu'il en soit, il est certain que les résultats que donne sa statistique sont tout à fait favorables.

Pour établir cette dernière, il n'a pris en considération que les observations de stomatoplastie dans lesquelles un an au moins s'était écoulé depuis l'opération. Sur un total de 170 femmes, parmi lesquelles figurent 80 opérées de Pozzi et 62 opérées de Barnsby (de Tours), la stérilité a disparu 55 fois, c'est-à-dire sensiblement dans le tiers des cas. Ces 55 femmes eurent un total de 66 grossesses sur lesquelles on ne nota qu'un accouchement prématuré à 7 mois et 7 avortements, dont 1 à la 3e grossesse. Dans aucun cas, il n'y eut de dystocie au moment de l'accouchement.

La dysménorrhée est guérie dans 86 % des cas et la métrite cervicale sténosique disparaît rapidement du fait du drainage facile de la cavité du col.

Pour Pineau, l'opération de Pozzi serait le meilleur traitement de la stérilité et de la dysménorrhée liées à la sténose congénitale du col de l'utérus, mais serait contre-indiquée dans les cas d'utérus franchement infantile et quand il existe des lésions annexielles. Elle pourrait, en effet, dans ce dernier cas, donner lieu à des accidents sérieux.

Il est incontestable que cette statistique est tout à fait intéressante et qu'elle est faite pour impressionner, tant par le nombre des cas sur lesquels elle porte que par la proportion des succès signalés.

Le procédé de stomatoplastie auquel recourt Jaquet (de Bâle) se rapproche beaucoup de celui de Pozzi et a donné à son auteur un pourcentage de guérisons encore plus élevé.

Lui aussi commence par un curettage. Il pratique ensuite une discision bilatérale du col qui remonte presque jusqu'au niveau de l'insertion vaginale. Puis il fait une excision cunéiforme sur toute l'étendue des surfaces de section. Après avoir ainsi creusé ces gouttières longitudinales, il recouvre les surfaces cruentées en suturant transversalement la muqueuse intracervicale à celle qui recouvre la surface externe du col. Lui aussi recommande de commencer par placer les points commissuraux.

Jaquet dit avoir fait cette opération 120 fois depuis 20 ans. Dans 79 cas, la stérilité disparut, ce qui fait une proportion de 60 % de succès. La conception survint, en général, de 1 à 21 mois après l'intervention. Une de ses opérées, qui était stérile depuis 3 ans, accoucha 4 fois en 6 ans.

Pour redresser son angle de flexion on a proposé d'attirer l'utérus en haut et de le fixer à la paroi abdominale. Ce procédé aurait donné de très bons résultats à Laroyenne au point de vue de la dysménorrhée, mais on sait que l'on a actuellement et avec raison définitivement abandonné ces hystéropexies qui fixent directement le corps de l'utérus à la paroi abdominale. Ces opérations ont été trop souvent la cause de complications au cours de la grossesse et de l'accouchement.

C'est pour éviter ces accidents que l'on a eu recours à l'hystéropexie basse ou isthmique qui a été précisément conseillée et faite par Pierre Delbet et Caraven en cas d'antéflexion congénitale du col dysménorrhéique et stérilisante.

Voici quelle a été leur technique. Incision médiane sous-ombilicale. Examen soigneux des annexes (ignipuncture, résection partielle d'un ou des 2 ovaires, salpingostomie suivant les cas). Ceci fait, la main gauche saisit l'utérus par son fond, exerce sur lui une légère traction qui découvre la partie la plus déclive du cul-de-sac vésico-utérin. Au ras du cul-de-sac, on passe à l'aide d'une aiguille de Reverdin courbe 2 ou 3 catguts solides. Ces catguts doivent saisir une bonne épaisseur du muscle utérin, ils traverseront, d'autre part, le péritoine, les muscles droits et l'aponévrose qui recouvre ces derniers à 1 centimètre 1/2 de la ligne d'incision de la paroi ; mais les fils de la péxie ne traverseront pas la peau.

23 de ces opérées ont été revues, 11 d'entre elles sont devenues enceintes.

Parmi ces dernières, en plus de l'hystéropexie on avait pratiqué dans 6 cas l'ablation unilatérale des annexes, dans 4 l'ignipuncture des ovaires et chez une, d'un côté, l'ablation des annexes et, de l'autre, une salpingoplastie.

Sur ces 11 malades, 6 n'avaient jamais eu de grossesse avant d'être opérées.

Ces faits sont très intéressants non seulement par le nombre des succès obtenus, mais aussi parce qu'ils mettent en évidence l'existence, en cas d'anteflexion utérine, de lésions au niveau des annexes dont il n'est guère tenu compte dans la plupart des traitements proposés et qui ont peut-être dans certains cas une influence réelle.

Par d'autres procédés on redresse l'utérus en excisant une portion de sa paroi. Telle est, par exemple, la cunéihystérectomie de Thiriar, qui consiste à tailler, après laparotomie, en plein tissu utérin, au niveau de l'angle saillant postérieur formé par la coudure, un coin à grand axe transversal. On aura soin de ne pas intéresser la muqueuse. En réunissant les lèvres horizontales de cette perte de substance on raccourcit la paroi postérieure de l'utérus de toute la hauteur du coin musculaire extirpé et l'organe se trouve ainsi redressé.

Reed pratique la cunéihystérectomie par la voie vaginale, tandis que Nourse, Abbot et Dudley cherchent à faire disparaître la flexion en agissant sur la lèvre postérieure du col.

De toutes ces opérations, c'est celle de Dudley qui est de beaucoup le plus souvent pratiquée. Elle est particulièrement répandue en Angleterre et en Amérique, où elle jouit d'une très grande vogue.

Dans ce procédé, après dilatation et curettage, on sectionne longitudinalement la lèvre postérieure du col sur la ligne médiane et jusqu'au fond du cul-de-sac vaginal. Chacune des 2 moitiés de la lèvre postérieure ainsi divisée est alors repliée sur elle-même, d'avant en arrière, de manière à faire en son milieu un angle à sommet extérieur et quand les fils sont liés, le point de départ de l'incision sur le bord de l'orifice externe se trouve réuni à la partie la plus élevée de la tranche de section. Il en résulte une diminution de hauteur de la lèvre postérieure et un élargissement de l'orifice cervical qui est reporté en arrière. La lèvre antérieure est devenue trop longue et on termine en faisant à son niveau l'excision nécessaire. On arrive ainsi à donner au col une direction qui se rapproche beaucoup de la normale et qui équivaut à la suppression de la flexion.

Cette opération aurait donné à Dudley les meilleurs résultats, M. Mosely, G. Keith et Godson déclarent également qu'elle leur a rendu de très grands services. Chez 22 malades opérées par Leroy-Brown, la dysménorrhée a été toujours très améliorée et 15 fois complètement guérie. Chez 2 de ces femmes qui étaient stériles on a vu survenir une grossesse.

Enfin Brickner vient de publier les résultats que lui a donnés l'opération de Dudley chez 73 de ses malades. 52 de ces femmes furent opérées à l'hôpital et 21 en ville. — Sur les 52 malades d'hôpital, 29 furent opérées uniquement pour la dysménorrhée (16 guérisons et 13 échecs) et les autres pour dysménorrhée et stérilité (5 devinrent enceintes, une de ces grossesses se termina par un avortement et une autre par un accouchement dystocique). — Parmi les 21 malades de ville, 13 furent opérées pour leur dysménorrhée (11 guérisons et 2 échecs) et 19 pour dysménorrhée et stérilité (8 devinrent enceintes, mais 3 eurent un accouchement difficile).

On voit donc, d'après cette statistique, que, sur 12 accouchements, il y a eu de la dystocie dans 4, c'est-à-dire dans le tiers des cas.

Pinard a insisté à plusieurs reprises sur ces troubles dystociques que peut entraîner la présence du tissu cicatriciel que laissent après elles les interventions sanglantes.

On a vu que ces dernières ont souvent amené la guérison de la stérilité, mais Baudron se demande si on avait chez ces malades épuisé les ressources de la dilatation et du redressement méthodiques. Les observations sont muettes à ce sujet. Presque toujours on a eu recours d'emblée au bistouri et l'opération aurait peut-être été inutile si l'on avait fait d'abord la dilatation. Jaquet lui-même croit que dans sa méthode le curettage et la dilatation de l'orifice interne que nécessite cette intervention ont plus contribué aux succès qu'il a obtenus que la stomatoplastie elle-même.

Le reproche que l'on peut également faire à toutes ces opérations, c'est de ne répondre réellement qu'à l'une des 2 indications principales devant lesquelles on se trouve. Certains procédés s'attaquent à la flexion, d'autres à la sténose, comptant que l'atrésie disparaîtrait avec le redressement de l'organe ou la flexion dans l'organe élargi.

Doléris croit qu'il faut associer les méthodes. On se trouve en présence d'un complexus dont aucun élément ne doit être négligé. Ces éléments sont : l'antéflexion aiguë, la sténose de l'orifice externe, la conicité du museau de tanche, le catarrhe et l'endocervicite du col, la colpocèle postérieure profonde.

Pour lui ces lésions se tiennent, se subordonnent, et son élève Lefèvre, chez 81 femmes stériles, les a rencontrées associées 66 fois.

Pour être vraiment efficace, le traitement doit être intégral et viser à la reconstitution d'un utérus normal se rapprochant le plus possible de l'état physiologique.

Pour Doléris, ce traitement intégral consiste dans la dilatation lente, progressive et répétée faite à l'aide de laminaires et d'éponges préparées, dans le curettage, la stomatoplastie et, s'il y a lieu, dans la colporrhaphie, pour rendre au vagin son calibre normal.

Parmi les stomatoplasties, Doléris donne la préférence au procédé de Simon, comme étant celui qui réussit le mieux à rendre au museau de tanche sa forme ordinaire. Souvent, il se contente de pratiquer de chaque côté du col l'excision d'un coin, à base superficielle d'une longueur de 1 centimètre et demi. Dans ce cas il ne fait pas de suture et assure l'hémostase à l'aide d'une légère thermocautérisation.

En traitant d'une façon aussi minutieuse et aussi rationnelle que possible, tous les éléments qui peuvent être en cause, il cherche à prendre au hasard tout ce qu'on peut lui prendre et à augmenter au maximum les chances de succès.

Rétroversions et rétroflexions. — Voyons maintenant ce qu'il y aurait à faire quand l'utérus à type infantile au lieu d'être antéfléchi sera au contraire en rétroflexion. Comme on le sait, en pareil cas, l'utérus est presque toujours mobile.

Contre la sténose des orifices et la conicité du col la plupart des procédés de dilatation et de stomatoplastie dont il vient d'être parlé trouveront également ici leur emploi. Mais il y a un élément surajouté qui à lui seul peut être une cause de stérilité, c'est la direction que prend alors le museau de tanche. Le col se dirige plus ou moins en avant et, après le coït, ne plongera plus dans la liqueur séminale qui vient d'être projetée dans le cul-de-sac vaginal postérieur. Ce dernier est, d'autre part, plus ou moins effacé en pareil cas et le sperme sera moins longtemps retenu.

Cette même cause pourra exister et empêcher toute conception dans les cas de rétroflexion et de rétroversion consécutifs au relâchement des moyens de fixité et de soutien de l'utérus tel qu'on voit s'en produire après l'avortement et l'accouchement. L'utérus est facilement perméable, il peut même ne pas présenter de coudure, l'obstacle à la fécondation réside uniquement dans la direction de son segment cervical et, ce qui le prouve, c'est qu'il suffit de redresser l'organe pour voir immédiatement apparaître une grossesse.

C'est dans ce cas que l'on a obtenu des succès en faisant pratiquer le coït dans la position genu-pectorale ou, bien souvent, par la simple application d'un pessaire de Hodge qui maintient l'utérus préalablement redressé. En cas de grossesse on laisserait le pessaire en place jusqu'à ce que le volume utérin soit tel que la rétroversion ne puisse se reproduire, c'est-à-dire jusqu'au début du 5e mois.

Chrobak a obtenu des succès en pratiquant sur la lèvre postérieure du col une excision en forme de coin allongé de manière à amener le sperme au contact de la muqueuse intracervicale. C'est, à une attitude vicieuse, ajouter une malformation, et nous avouons que cette méthode ne nous tente guère.

Si l'utérus n'est pas bien maintenu avec le pessaire, ou si ce dernier est mal supporté, le mieux sera de pratiquer le raccourcissement des ligaments ronds qui peut se faire soit par la voie inguinale soit par la voie abdominale.

Nous rejetons complètement les hystéropexies directes abdominales ou vaginales dont Oui a bien mis en évidence les graves inconvénients. Elles ont été la cause de désastres et leur procès n'est plus à faire.

Comme le dit très bien Doléris, ces pexies immédiates, directes de l'utérus, sont des opérations antiphysiologiques, basées sur des artifices qui empruntent leurs principes à la pathologie : adhérences, déviations, torsions, flexions forcées et anormales de l'utérus; tandis que les pexies médiates et ligamentaires sont d'accord avec les exigences physiologiques de l'appareil génital.

En cas de rétrodéviation réductible non compliquée d'adhérences ni de lésions des annexes, le raccourcissement des ligaments ronds par la voie inguinale, l'opération d'Alquié-Alexander a donné les meilleurs résultats.

De 1897 à 1902, H. Hayd l'a pratiquée chez 12 femmes stériles atteintes de rétroversion. Toutes les 12 devinrent enceintes. 3 de ces femmes accouchèrent 2 fois et une 3 fois depuis l'opération. Dans un cas la grossesse survint un mois après l'intervention. Toutes ont été revues par Hayd en 1901 et avaient gardé leur utérus en bonne position.

La même année, Doléris communiquait au Congrès de Rouen les résultats tout à fait favorables que lui avait donné chez 101 malades l'opération d'Alexander et quelques mois plus tard il publiait une statistique réunissant 167 cas de grossesses survenues après ce genre de pexies. Sur ce nombre il n'y eut que quelques avortements, une présentation de l'épaule facilement réduite. Un seul accouchement nécessita une application de forceps, il n'y eut pas un cas de véritable dystocie.

Quand il existe des lésions des annexes ou que l'utérus est immobilisé par des adhérences, il ne peut y avoir de doute, et il faudra toujours préférer le raccourcisssement intrapéritonéal des ligaments ronds. Cette opération permettra d'explorer le petit bassin, de débarrasser l'utérus de ses entraves et de libérer également la trompe et les ovaires des multiples tractus qui les enserrent et qui bien souvent sont la véritable cause de la stérilité.

De tous les procédés auxquels on a eu recours pour pratiquer ce raccourcissement intrapéritonéal, celui auquel nous donnons nettement la préférence, qui est à la fois le meilleur et le plus simple est celui qui a été imaginé par Doléris. Richelot l'apprécie en ces termes : « C'est un procédé vraiment sûr, efficace pour le redressement, inoffensif pour les grossesses et les accouchements futurs. L'opération est d'une facilité et d'une bénignité absolues ; elle va chercher par le chemin le plus direct la meilleure partie de la corde ligamenteuse, dont elle fait pour l'utérus une insertion nouvelle et une solide attache. Elle a tous les avantages de l'Alexander et échappe à ses défauts ; elle est une laparotomie qui permet d'achever le diagnostic et de faire dans le petit bassin toute manœuvre exigée par les circonstances ; d'autre part, elle fixe l'utérus dans sa position naturelle, voulue et constatée par le chirurgien et cela sans molester son tissu, sans lui faire contracter d'adhérences anormales, sans que rien puisse le gêner dans son développement. »

Nous ne croyons pas avoir à décrire ce procédé opératoire qui est devenu classique, nous dirons seulement que depuis l'époque où Richelot écrivait ces lignes, des centaines d'observations sont venues justifier son appréciation.

Dans ces rétroversions adhérentes le raccourcissement intrapéritonéal des ligaments ronds sera certainement le traitement de choix ; mais quand il ne sera pas accepté le massage méthodiquement pratiqué et certaines cures hydrominérales pourront parfois réussir.

Bien souvent, après avoir ramené l'utérus en position normale, la tâche à remplir ne sera pas terminée. Il y aura encore, suivant les cas à traiter la métrite concomitante et à restaurer le plancher périnéal.

La rétroversion s'accompagne souvent d'un degré plus ou moins accusé de prolapsus utérin. Le traitement de ce dernier vous a été exposé l'année dernière d'une façon complète dans les rapports de Doléris et Potocki, nous n'y reviendrons pas.

Métrites. — Nous avons vu que les métrites, qu'elles soient généralisées ou seulement localisées au segment corporéal ou cervical de l'utérus, peuvent être une cause de stérilité et que très souvent ces états infectieux viennent se surajouter à d'autres causes telles que la sténose cervicale, les flexions ou les néoformations.

Dans ces complexus pathologiques il est parfois presque impossible de dire quel est l'élément dont l'action est prépondérante. Quoi qu'il en soit, chez une femme stérile atteinte de métrite, il faudra traiter cette dernière sans négliger, quand ils existent, les états pathologiques qui, souvent, y ont prédisposé et contribuent à l'entretenir.

Dans la *période aiguë*, le traitement de la métrite passe au premier plan. Il ne saurait être question d'entreprendre une opération d'aucune sorte. Avant de tenter même la dilatation la plus prudente, il faudra savoir attendre suffisamment longtemps pour ne pas voir apparaître des lésions annexielles qui pourraient peut-être rendre pour toujours toute fécondation impossible.

Durant cette période aiguë le traitement de la métrite ellemême sera purement médical, et ce n'est qu'en cas de rétention de débris placentaires ou déciduaux que l'on serait autorisé à pratiquer le curettage. Ce dernier, fait d'une manière intempestive, comme le font remarquer Faure et Siredey, a aggravé au moins autant de métrites qu'il en a soulagé.

Cependant dans *les formes chroniques* il sera le traitement de choix, en cas de métrite hémorragique accompagnée d'un épaississement de la muqueuse (métrite fongueuse) et même dans certaines métrites purulentes que les traitements médicaux n'arrivent pas à améliorer.

D'ailleurs, pour ces dernières, il faut bien savoir qu'avec le temps le mal finit presque toujours par se localiser au col. A la faveur des anfractuosités de la muqueuse et de la forme des glandes, il semble s'y retrancher comme dans une citadelle d'où les moyens médicaux usuels sont souvent incapables de le déloger. « La métrite chronique est une métrite du col », dit Richelot, et cela est surtout vrai pour la métrite blennorragique.

L'infection cervicale entretient d'une manière permanente une sécrétion muco-purulente. Le col se sclérose, se bourre de kystes glandulaires, son volume arrive à quadrupler et comme les moyens thérapeutiques auxquels on recourt d'ordinaire restent sans action, les femmes sont « éternellement leucorrhéiques et stériles pour toujours » (Richelot).

Que faire en pareil cas? Les lésions sont trop profondes et trop invétérées. Il faut supprimer les tissus malades et pour cela on peut recourir à 2 méthodes : soit à l'amputation du col, soit aux cautérisations répétées faites avec le caustique de Filhos.

Parmi les procédés d'amputation du col, le plus simple et le plus communément employé est celui de Schrœder. Il est trop connu pour que nous ayons à le décrire. Au point de vue du traitement de la métrite du col, c'est un procédé excellent, il a permis à bien des conceptions de se faire; mais au point de vue des parturitions ultérieures, il n'a pas été sans encourir de graves reproches.

Audebert, il y a longtemps déjà, a signalé la proportion énorme des avortements et des accouchements prématurés qui se produisent après l'amputation du col, la fréquence de la rupture prématurée des membranes et, au moment du travail, le défaut de dilatabilité de l'orifice utérin.

Dans certaines observations on signale la présence d'un anneau fibro-cicatriciel absolument inextensible cerclant l'orifice externe sur une étendue plus ou moins grande, dont on est obligé de pratiquer la section et qui a trop souvent été la cause de rupture utérine. Van der Velde rapporte 3 cas de ces ruptures et l'un de nous a pu en constater lui-même un autre quand il était chef de clinique de Pinard.

Ces accidents ne sont niés par personne, mais la plupart des chirurgiens les mettent sur le compte de l'opérateur et non de l'opération; ils ne se produiraient pas à la suite d'amputations correctes suivies d'une réunion par première intention.

Cette dernière n'est pas toujours facile à obtenir. « Je ne crois pas exagérer, dit Pozzi, en disant qu'il faut plus d'habileté et une plus persévérante asepsie pour mener à bien une amputation immédiate du col que pour réussir une ovariotomie ordinaire. Cela demande une habileté consommée qu'on ne saurait exiger de la plupart des praticiens. »

D'ailleurs peut-on jamais être tout à fait sûr des résultats ? La désunion des surfaces cruentées peut tenir à la résorption prématurée d'un catgut. Ne s'agit-il pas de tissus malades et, quelque soin que l'on puisse prendre, pourra-t-on toujours éviter la production de tissu inodulaire dans ces gros cols atteints de métrite parenchymateuse avec dégénérescence scléro-kystique chez lesquels les altérations s'étendent parfois au-dessus des limites de la zone opératoire ?

Il faudra donc ne pas agir à la légère et ne pratiquer ces opérations qu'à bon escient en se conformant à une technique rigoureuse, surtout quand on interviendra avec le désir de voir se produire une grossesse.

Voyons maintenant quels sont les résultats donnés par les cautérisations faites à l'aide du caustique Filhos employé conformément aux indications de Richelot.

Au point de vue de la guérison de la métrite cervicale chronique, ces résultats sont absolument remarquables et tout ce qu'a dit Richelot à ce sujet est rigoureusement exact, mais il ne faut pas se contenter d'attouchements superficiels, il faut arriver à produire une escarre profonde et, au cours des séances successives, pénétrer petit à petit dans le col, en sculpter la face interne, le creuser, de manière à détruire complètement la totalité des lésions glandulaires.

En procédant ainsi, le Filhos ne guérira pas seulement les ectropions récents et les endocervicites en surfaces, ces cas où l'emploi de la créosote et la teinture d'iode peuvent suffire, mais également « les métrites cervicales les plus anciennes et les plus rebelles, ces cols énormes, durs, scléro-kystiques, parsemés de grains jaunes, bourrés d'œufs de Naboth ». Après la cessation du traitement, on verra peu à peu ces cols évidés revenir sur eux-mêmes et, au bout de quelques mois, ils finiront par prendre une forme et un aspect rappelant tout à fait celui d'un col de nullipare.

Ce ne sont pas là des apparences de guérison, les récidives sont exceptionnelles comme le prouvent les faits observés par Richelot depuis 1893 et les constatations qu'ont faites Bouffe de Saint-Blaise et Funck-Brentano depuis 10 ans environ sur un total de 159 malades.

On a mis en garde contre les atrésies consécutives. Ce reproche aurait son importance. Le Filhos ferait disparaitre une cause de stérilité en guérissant la métrite, mais en ferait apparaitre une autre en créant la sténose. Les faits ne sont pas venus justifier ces appréhensions, les atrésies sont d'une extrême rareté. Richelot n'en a jamais observé, ni Funck-Brentano sur les 67 femmes qu'il a cautérisées. Siredey, sur 78 malades, en a eu 2 cas, et Bouffe de Saint-Blaise a vu se produire 5 fois une sténose légère chez les 92 femmes qui ont été traitées par lui.

Si l'on réunit ces 3 dernières séries, on arrive à un total de 7 sténoses sur 237 cautérisations, ce qui ne fait qu'un pourcentage de 3 % et ce pourcentage serait encore moindre si l'on faisait entrer en ligne de compte les cas de Richelot.

La muqueuse qui se reforme après ce traitement ne s'oppose en rien à la conception.

Richelot en 1903 signalait déjà 5 grossesses consécutives. Bouffe de Saint-Blaise a eu connaissance de 8 grossesses survenues chez ses malades. Aucune de ces dernières ne s'est plainte de ne pouvoir redevenir enceinte. Il en a été de même pour celles qui ont été soignées par Funck-Brentano qui a accouché lui-même 10 femmes après avoir fait chez elles usage du Filhos.

Ces 23 grossesses ont évolué normalement. Aucune ne s'est interrompue prématurément et les accouchements se sont toujours terminés sans incidents. Dans aucun cas la période de dilatation n'a été d'une longueur exagérée, et Funck-Brentano a toujours constaté qu'à ce moment le col avait une consistance et une souplesse ne différant en rien de la normale.

Géraud, dans la thèse qu'il vient de soutenir sur la *dystocie par atrésie cicatricielle du col utérin*, publie cependant 2 cas où cette dystocie a été la conséquence de l'emploi du Filhos, mais dans ces 2 cas ce dernier n'a peut être pas été employé comme il doit l'être et d'ailleurs à côté d'eux en figurent 13 où la dystocie a été consécutive à des opérations plastiques.

Pour ce qui est de la stérilité, ajoutons que parmi les 8 cas de grossesses dont parle Bouffe de Saint-Blaise, 4 étaient venues consulter parce qu'elles ne redevenaient pas enceintes et Funck-Brentano a, de son côté, traité ainsi avec succès 3 femmes dont la stérilité était la conséquence des lésions cervicales.

Tout en nous gardant de recommander cette méthode d'une manière exclusive, nous croyons que, dans le traitement des métrites cervicales chroniques, elle a sa place à côté des amputations du col, et elle présente sur ces dernières l'avantage d'être à la portée de tous les praticiens et de ne pas nécessiter de la part de ceux qui l'emploient cette « habileté consommée » que Pozzi considère comme indispensable pour mener à bien une opération de Schrœder.

Tumeurs utérines. — Nous avons vu qu'en cas de *cancer* la question d'un traitement de la stérilité ne saurait se poser. S'il s'agit d'un *polype muqueux*, il suffira d'en pratiquer l'ablation et il ne faudra pas oublier de faire suivre cette dernière d'un curettage étant données les lésions que la muqueuse utérine présente presque toujours en pareil cas. S'il est question d'un *fibrome*, le traitement variera avec son siège et son volume. S'il est prævia, il faudra autant que possible en pratiquer l'énucléation par la voie vaginale. On pourra ainsi avoir de beaux succès. Si l'on est obligé d'intervenir par la voie haute on ne se hâtera pas trop de pratiquer l'hystérectomie. L'énucléation a permis dans bien des cas de conserver l'utérus et l'on a vu survenir des grossesses après ces opérations conservatrices. Il vient d'en être ainsi dans un cas que nous a communiqué Pollosson et cela chez une femme qui avait été stérile jusqu'alors.

Fécondation artificielle. — Il nous reste à parler de la fécondation artificielle, méthode qui semblait tout à fait abandonnée et que, après les expériences d'Iwanoff, Döderlein et J. Hirsch viennent de remettre à l'ordre du jour.

A en croire un livre arabe du XIVe siècle dont parle Rohleder, la fécondation artificielle aurait été pratiquée, il y a bien longtemps déjà, chez les animaux. En effet, dans ce livre on peut lire l'histoire d'une jument que son propriétaire aurait fécondée, en lui introduisant dans le vagin du sperme qu'il avait volé à l'étalon d'un de ses ennemis.

Ce n'est cependant que de la seconde moitié du XVIIIe siècle que datent les premières expériences scientifiques faites sur ce sujet : celles de Jacobi (1763) sur les poissons, et celles de Spallanzani (1780) et de Rossi (1782) sur la chienne.

Les succès obtenus donnèrent l'idée de l'essayer également chez la femme.

La première fécondation artificielle semble avoir été pratiquée chez cette dernière par le célèbre anatomiste anglais John Hunter, qui réussit par la simple injection dans le vagin du sperme d'un mari hypospade (1799).

Il faut arriver au milieu du siècle dernier (1866) pour trouver une observation de fécondation obtenue par l'injection directe de sperme dans la cavité utérine. La première de ces observations est due à Marion Sims. Ce fut d'ailleurs le seul succès qu'il obtint, chez 5 autres femmes il échoua dans ses tentatives. Puis viennent les cas de Gigon (1867) et de Girault (1869).

En 1890, Lutaud publie les résultats que lui a donnés cette méthode chez 29 femmes âgées de 27 à 34 ans. Dans 23 cas, il y a eu un insuccès complet, dans 6 il se produisit une grossesse, mais 3 fois cette dernière se termina par un avortement. Barral et Gérard (1897) auraient obtenu 25 succès sur 30 essais, proportion qui parait bien grande, enfin Bossi de son côté aurait réussi 9 fois sur 11.

Malgré ces succès, cette méthode, qui eut une heure de célébrité, qui a été l'occasion de discussions passionnées et sur laquelle les tribunaux et l'autorité ecclésiastique crurent devoir donner leur avis, n'est jamais vraiment entrée dans la pratique gynécologique. Elle est peu à peu tombée en désuétude et a fini par être à peu près complètement abandonnée.

Elle vient d'être reprise dans ces dernières années chez les animaux. De nombreuses expériences ont été faites et les résultats tout à fait remarquables qu'ont donné ces dernières ont engagé certains gynécologues à essayer à nouveau la fécondation artificielle chez la femme.

Parmi les expériences auxquelles nous faisons allusion, les plus intéressantes sont celles qui ont été faites par Elie Iwanoff, sur des animaux domestiques et en particulier dans de grands haras de Russie. Elles donnèrent une proportion de succès très considérable et permirent d'établir toute une série de faits dont nous ne rappellerons ici que les principaux.

Elles démontrent que le rapprochement sexuel et les spasmes qui l'accompagnent ne sont pas nécessaires à la fécondation; qu'en diluant du sperme avec une solution saline physiologique ou avec du sérum sanguin, on ne lui fait pas perdre son pouvoir fécondant; que la durée de la grossesse et le développement des produits en cas de fécondation artificielle ne diffèrent en rien de ce que l'on constate en cas de fécondation naturelle; que la simple injection du sperme dans le vagin peut suffire, mais que les succès sont obtenus avec plus de certitude quand le sperme est porté jusque dans le col de l'utérus; que le moment le plus favorable pour intervenir est, chez la jument, celui qui correspond aux deux premiers jours du rut: que, quand le sperme est maintenu au degré de chaleur voulu, il peut encore après 2 heures être utilisé avec succès. Ajoutons que sur 100 cas Iwanoff n'en a pas eu 1 où son intervention ait été suivie de complications. De plus il a constaté que la fécondation pouvait également être obtenue par du liquide spermatique, puisé directement dans le testicule à l'aide d'une ponction. Ce dernier fait pourrait, d'après Döderlein, trouver une application pratique chez l'homme en cas d'épididymite bilatérale.

La précision et la netteté avec laquelle tous ces faits ont été constatés prouvent que la fécondation artificielle est vraiment pratiquement réalisable et ont engagé Döderlein à la tenter chez 6 de ses clientes.

Il n'a obtenu qu'un succès, mais ce dernier est particulièrement intéressant. Il s'agit en effet d'une femme mariée et stérile depuis 6 ans, chez laquelle on avait déjà vainement pratiqué la dilatation, le curettage et une stomatoplastie. Il ne fut fait qu'une seule injection de sperme dans la cavité utérine immédiatement avant les règles, et une grossesse survint sans qu'il n'y eut ultérieurement aucun rapport.

Rohleder, dans l'étude médico-juridique qu'il a faite sur la fécondation artificielle chez l'homme, a réuni 61 cas publiés par différents auteurs. Sur ces 61 cas, 21 ont été suivis de succès. Lui-même, comme Döderlein, a réussi 1 fois sur 6.

Enfin J. Hirsch (de Berlin), dans une communication qu'il a faite le 3 juillet dernier, rend compte des résultats qui lui ont été donnés ; sur 16 tentatives de ce genre, 6 fois il a vu se produire une grossesse dont l'une, il est vrai, s'est terminée par un avortement au bout de 9 semaines.

Hirsch attache une très grande importance à la technique suivie. Il fait remarquer qu'il échoua dans ses 7 premiers essais et cela probablement parce que sa technique était encore défectueuse. Ayant perfectionné sa méthode, il réussit ensuite dans les 2/3 des cas.

Il conseille d'aspirer le sperme, recueilli dans un condom et sans le diluer au préalable, à l'aide d'une seringue de Braun stérilisée à sec. La température de cette seringue sera de 38° environ. Il ne faut pas oublier que les spermatozoïdes sont encore plus sensibles à la chaleur qu'au froid. Le col de l'utérus sera saisi à l'aide d'une pince et fortement abaissé pour faciliter l'introduction de la canule. Il faudra éviter l'emploi de tout liquide et en particulier ne pas faire d'injections vaginales. Il suffira de faire pénétrer 2 ou 3 gouttes de sperme dans la cavité utérine. En injectant une plus grande quantité on pourrait déterminer des coliques utérines ou même des accidents plus sérieux. Le reste du sperme sera, à l'aide d'un tampon, mis au contact du museau de tanche et la femme gardera le repos au lit pendant une durée de 8 à 24 heures.

Avant d'intervenir, on s'assurera du degré de perméabilité du canal cervical et, s'il y a lieu, on pratiquera 8 jours avant la dilatation de ce dernier.

Hirsch intervient, soit immédiatement avant les règles, soit immédiatement après. C'est ce dernier moment qui lui paraît le plus propice. Dans certains cas il répéta ses essais 4 fois, mais le plus souvent il s'arrêta après 3 tentatives infructueuses.

Est-il besoin d'ajouter qu'il faudra toujours avant s'assurer que le sperme est assez riche en spermatozoïdes vivants et que, d'autre part, il n'existe d'infection blennorragique chez aucun des procréateurs.

Hirsch conclut en disant que, grâce à la fécondation artificielle, on peut espérer guérir le tiers des stérilités rebelles à tous les autres traitements. Döderlein, sans aller si loin, déclare qu'on a traité cette méthode « en marâtre » et forme le vœu qu'elle prenne dans le traitement de la stérilité la place qui lui est due.

Quelle sera cette place? Les faits connus ne sont pas actuellement assez nombreux pour qu'on puisse le dire exactement. Pour le moment on ne peut encore considérer la fécondation artificielle que comme un procédé d'exception, auquel on pourra recourir, dans certains cas, après l'échec des autres méthodes, et qui nécessitera toujours de la part de celui qui l'emploie un tact tout particulier.

⁂

Voici maintenant, résumées en quelques lignes, les conclusions qui, pour nous, se dégagent au point de vue thérapeutique de l'étude que nous avons faite de la stérilité d'origine utérine :

Quand cette stérilité ne sera que sous la dépendance de l'utérus, qu'elle ne tiendra qu'à une sténose, une flexion ou une endométrite, elle sera le plus souvent facilement curable; mais quand aux lésions utérines s'ajouteront, comme il arrive malheureusement trop souvent, une aplasie ovarienne ou des lésions des annexes d'origine inflammatoire, la conception pourra ne se produire qu'au bout d'un temps parfois très long ou même être pour toujours impossible.

Pour combattre les sténoses et la flexion de l'utérus à type infantile, on aura le choix entre la dilatation lente et progressive pratiquée suivant la méthode de Pinard et la stomatoplastie qui a donné de si beaux succès à Pozzi, Barnsby et Jaquet. L'on pourra d'ailleurs, comme le fait Doléris, combiner avec avantage ces 2 méthodes.

Contre la rétroversion, si le redressement manuel et le port d'un pessaire ne suffisent pas, nous donnons nettement la préférence au raccourcissement intra-abdominal des ligaments ronds pratiqué suivant le procédé de Doléris. Même en cas de rétroversion mobile, nous le préférons à l'Alexander; il maintient plus solidement l'utérus et permettra de libérer les annexes des adhérences que l'on rencontre si fréquemment à leur niveau.

On traitera les métrites, que ces dernières existent seules ou viennent compliquer les états précédents, mais on ne se servira du curettage qu'à bon escient, se souvenant des lésions ascendantes dont il a si souvent été la cause.

En cas de cervicite chronique, le caustique Filhos pourra rendre de réels services et, au point de vue des grossesses ultérieures, a peut-être moins d'inconvénients que l'opération de Schrœder.

Enfin, pour ce qui est de la fécondation artificielle, nous attendrons, pour la considérer comme une méthode devant réellement entrer dans la pratique, que d'autres faits s'ajoutent à ceux que Döderlein, Rohleder et Hirsch viennent de publier.

IV. — TROMPES ET OVAIRES.

De tous les obstacles à la fécondité de la femme, ceux dont on trouve l'origine dans une maladie de la trompe ou de l'ovaire sont les plus graves, les moins curables et les plus fréquents. Bien rarement, il s'agit d'une absence ou *atrophie des organes, ou d'une malformation congénitale.* L'ovaire existe pour ainsi dire toujours, ainsi que la trompe, au moins à l'état de vestige. Une observation de Doléris est un exemple de la lésion congénitale que l'on trouve dans ces cas-là. La trompe est réduite à un cordon fibreux sans lumière, parfois elle présente un ou plusieurs étranglements et semble même avoir été sectionnée, et, si la lésion est bilatérale, la conséquence forcée est la stérilité.

De pareilles lésions atrophiques tubaires ou ovariennes coïncident souvent avec un appareil génital tout entier atrophié ou mal formé.

A des lésions de cette nature, la thérapeutique ne peut rien.

Beaucoup plus importantes sont les *lésions inflammatoires*, provoquées sur les annexes par les infections ascendantes gonococciques, ou par les processus infectieux péritonéaux comme cause de stérilité.

L'infection blennorragique gagne par voie ascendante l'utérus, les trompes et enfin l'ovaire, créant en outre souvent des réactions péritonéales, causes d'exsudats, de brides, d'adhérences et de positions anormales de ces organes. L'infection de la muqueuse tubaire modifie sa texture et celle des tissus sous-jacents, créant toutes les variétés de salpingite catarrhale, purulente. En détruisant ou agglutinant les si fragiles franges tubaires, les lésions aboutissent bien souvent à l'oblitération du pavillon, enfin la suppuration ou la réaction fibrokystique de l'ovaire détruisent la couche ovigène et annihilent la fonction.

Les commémoratifs indiquent en général une phase aiguë primitive, pendant laquelle le traitement médical prolongé est seul indiqué. Au bout d'une période plus ou moins longue, les phénomènes inflammatoires se refroidissent, guérissent même assez souvent, mais en général, *surtout dans les lésions gonococciennes, particulièrement tenaces, particulièrement stérilisantes*, persiste une lésion organique constituée, définitive, dont la gravité peut être plus ou moins grande au point de vue de la stérilité et sur laquelle le traitement médical n'a plus de prise.

Même dans ces cas, après des salpingo-ovarites bilatérales, on a vu des cas de fécondation et Lepage a cité des exemples de femmes atteintes de salpingo-ovarites graves qui ne furent pas opérées et qui devinrent enceintes. Mais le traitement médical, qui serait suffisant pour la guérison locale dans 50 % des lésions annexielles (Treub), l'est beaucoup moins en ce qui concerne la fonction de reproduction quand la lésion est arrivée jusqu'à la tumeur inflammatoire ou à la collection. Goth a étudié minutieusement à ce point de vue les résultats du traitement médical (topiques, repos au lit, injections chaudes, etc.) dans 700 cas de tumeurs inflammatoires des annexes. Ils ne furent suivis ultérieurement de grossesses que 7 fois. *Le traitement chirurgical s'impose donc bien souvent et de la façon dont il sera conçu dépendra dans une large mesure l'avenir reproducteur, la conservation de la fonction.* Or le traitement chirurgical soulève toujours la conciliation de deux intérêts en opposition constante : celui de guérir la lésion, totalement, définitivement dans l'intérêt de l'individu par de larges ablations d'organes, qui entraînent d'une façon absolue la stérilité. L'idéal sera, au contraire, de chercher la guérison d'une lésion localisée même avec quelques aléas à condition de respecter, dans l'intérêt de l'espèce, la fonction de reproduction. Nous n'oublions pas que la considération de la vie individuelle prime tout; les lésions annexielles entraînant la stérilité s'accompagnent le plus souvent de phénomènes douloureux et c'est surtout le traitement direct de la lésion en vue d'amener la guérison de l'individu qui doit être institué en premier lieu. Mais si les lésions se sont refroidies ou guéries, si les douleurs ont disparu et que la stérilité persiste, alors que tout permettra de supposer que cette dernière est la conséquence d'un reliquat cicatriciel sur les annexes, *le chirurgien a-t-il le droit de tenter une laparotomie en vue de corriger ces lésions dans le sens de la fonction?*

C'est la première question qui se pose. Car devant l'incertitude de la gravité ou de la curabilité de la lésion stérilisatrice, on peut se demander s'il est légitime de tenter au moins une laparotomie exploratrice.

Un chirurgien américain, Goffe, s'est posé la question, mais seulement pour la voie vaginale. La stérilité étant le seul symptôme, l'auteur pense que l'on est autorisé à pratiquer la laparotomie vaginale pour examiner les annexes.

Ayant eu l'occasion de traiter ainsi 4 femmes stériles chez lesquelles on ne pouvait, par l'examen, diagnostiquer aucune lésion, il pratiqua la colpotomie et trouva les trompes de Fallope fermées et une fois un ovaire sclérokystique. Les kystes furent ponctionnés, les lésions tubaires traitées et 2 de ces cas furent suivis de grossesse, ce qui montre bien que la laparotomie a permis de porter remède à une stérilité dont on ne voyait pas l'origine.

En France nous n'avons trouvé dans aucune publication une note établissant que la stérilité dont on soupçonne l'origine tubo-ovarienne autorise la laparotomie à elle seule en dehors de toute autre manifestation morbide. Mais, ainsi que le faisait remarquer à l'un de nous A. Pollosson, le traitement de la stérilité d'origine annexielle est actuellement à son aurore et nul doute qu'il ne soit un traitement de demain. Jusqu'à ce jour, il faut au chirurgien, en plus de la stérilité, le prétexte d'une lésion utérine ou annexielle pour agir chirurgicalement. Mais alors que, il y a quelques années, on ne s'y résolvait que si la lésion était évidente et sérieuse, aujourd'hui on intervient pour beaucoup moins, encouragé par les longues séries de laparotomies sans décès.

Avec les progrès de la technique gynécologique, l'excellence de plus en plus grande des résultats, on pourra de plus en plus, dans l'avenir, se décider à l'exploration abdominale dans le seul but de traiter la stérilité et rencontrer sur l'ovaire ou les trompes le petit rien qui était l'obstacle à la fécondation et qu'il sera peut-être possible de corriger.

Mais à l'heure actuelle, malgré cette tendance qui nous paraît légitime, le traitement de la stérilité n'est encore qu'occasionnel, que secondaire pour ainsi dire au traitement de la lésion principale, assez douloureuse et assez grave par elle-même pour avoir poussé la malade et le chirurgien à l'opération.

Il n'est pas dans notre rôle de passer en revue le traitement de toutes ces lésions, ce serait sortir de notre sujet; mais il nous paraît au contraire très légitime de montrer tous les efforts qui ont été faits au cours de ces dernières années pour satisfaire à la fois au traitement de la lésion annexielle et à la conservation de la fonction maternelle. Il est dans notre rôle aussi d'établir que les résultats de tous ces efforts n'ont pas été illusoires et c'est là un élément de la plus haute importance pour encourager le gynécologue dans la voie de la chirurgie conservatrice. Point n'est besoin pour cela de faire état de la faible natalité dans notre pays, bien que ce ne soit pas là un argument négligeable. Canu ne va-t-il pas jusqu'à considérer la castration chirurgicale comme une des principales causes de la dépopulation dans les grandes villes ?

Nous estimons qu'en dehors de toute considération sociale ou nationale, c'est un véritable devoir de ne pas priver la femme sans nécessité absolue des organes pouvant lui donner des espérances de maternité.

Un rapide aperçu historique va nous montrer que ce principe est actuellement universellement admis tant en France qu'à l'étranger.

Évolution de la gynécologie dans un sens conservateur. — On sait que Lawson Tait considérait la stérilité comme un symptôme caractéristique de tous les états inflammatoires chroniques des annexes de l'utérus. Généralisant au maximum l'influence de la blennorrhagie sur les annexes, il avait admis et soutenu ardemment la notion que les lésions annexielles gonorrhéiques étaient pour ainsi dire toujours bilatérales à quelque degré et que cette bilatéralité de règle était la cause d'une stérilité inéluctable.

« Toute femme qui a été atteinte de périmétrite gonorrhéique « devient stérile ; toute périmétrite doit être presque sûrement

« suivie de stérilité ; les trompes sont oblitérées à leurs deux « extrémités, même dans les cas où l'affection n'arrive pas à la « périmétrite et l'ovule ne peut plus franchir le pavillon. »

La conclusion pour Lawson Tait était la nécessité de la castration totale. « Et si l'on m'oppose, disait-il, ce fait que la castration a l'inconvénient de rendre les femmes stériles, je réponds que la maladie a déjà produit ce résultat avant l'intervention. »

Les idées de Lawson Tait furent pendant longtemps prépondérantes et pendant toute la période qui suivit, combien d'ovaires à peine malades, de trompes relativement saines furent à ce moment sacrifiés inutilement !

Les idées de Lawson Tait s'expliquaient d'ailleurs, à une époque où les interventions sur le péritoine étaient loin de présenter la sécurité qu'elles ont de nos jours. La défense de l'individu passait bien avant la défense de la fonction. Une seconde laparotomie, si elle devenait nécessaire, faisait courir un trop grand danger, et l'ablation totale des annexes apparaissait comme le moyen de choix d'arriver au meilleur résultat opératoire.

Mais il est indéniable que, dans ces dernières années, une technique aseptique plus minutieuse (gants, masques, désinfection iodée, éducation spéciale d'un plus grand nombre, organisation plus aseptique des salles d'opération) ont fait faire d'immenses progrès aux interventions sur le péritoine. Les gynécologues, encouragés par de plus fréquents succès, deviennent plus audacieux, interviennent plus volontiers dans les cas moins graves, pour des lésions plus légères. Dans toutes les branches de la chirurgie génitale les statistiques de mortalité s'améliorent et dans les cas aseptiques tendent à zéro.

C'est sans doute sous l'influence de ces progrès que la période stérilisatrice de Lawson Tait a fait place peu à peu à une tendance générale conservatrice dont l'épanouissement est évident, dans ces 20 dernières années.

Déjà à l'étranger de nombreux chirurgiens, Polk et Dudley, Emmet, Martin, concluaient dans le sens d'une large conservation.

En France Doléris protestait contre la chirurgie d'ablation à outrance, et Pozzi écrivait dans son *Traité de gynécologie* (1896) : « Après une véritable période d'excès chirurgicaux on est arrivé à ne plus faire si aisément le sacrifice de la fécondité des femmes et à essayer de les guérir au lieu d'extirper. »

C'était aussi l'idée dominante de l'école lyonnaise sous l'impulsion de Laroyenne. Gouilloud montrait au VIIIe Congrès français de chirurgie (1891) à la fois la possibilité de la grossesse chez les opérées de salpingo-ovarites et la bénignité de son évolution chez les anciennes malades. Il rapportait à l'appui 11 cas de grossesses après débridement vaginal dans le service de Laroyenne, 2 cas après ablation abdominale unilatérale et ventrofixation, 11 cas après ablation des annexes gauches par le vagin.

Deux autres malades devinrent enceintes entre le congrès et la publication des comptes rendus.

En 1899, cet auteur inspirait la thèse de Jarsaillon, sur les opérations conservatrices sur la trompe et sur la salpingostomie.

Vers la même époque Jaboulay essayait à Lyon une méthode essentiellement conservatrice. Par le cul-de-sac postérieur largement incisé, il attirait trompe et ovaires dans le vagin, lorsqu'ils étaient suffisamment mobiles; il les examinait, traitait les petites lésions constatées et, les pansant pour ainsi dire à ciel ouvert, les laissait une fois guéries remonter dans l'abdomen. Si ces tentatives intéressantes par la voie vaginale paraissent aujourd'hui moins défendables que le traitement direct par l'abdomen, elles montrent en tous cas combien Jaboulay était, déjà à ce moment, préoccupé de conserver les organes essentiels de la fonction de reproduction.

Bientôt Treub, au Congrès de Madrid (1903) pouvait développer les conclusions suivantes :

« Je ne crois pas qu'il se trouve encore un chirurgien qui soit comme Lawson Tait de l'avis d'enlever toujours les deux trompes. Dans les affections bilatérales, pas de discussion possible; la double ablation tubo-ovarienne ou castration utéro-ovarienne suivant les cas, est autorisée. La stérilité existe par le fait de la maladie et le traitement n'y peut rien changer.

« Dans les affections unilatérales au contraire tout le monde est d'accord, du moins en principe, qu'il faut faire des opérations partielles; mais on n'est d'accord qu'en principe car, l'on sait combien il est rare de trouver à côté d'une pyosalpingite, une trompe vraiment saine du côté opposé. Et nombre d'opérations ont été radicales où, d'un côté du moins, la guérison complète avec perméabilité de l'oviducte eût été possible. »

Lucas-Championnière, Segond, Pozzi, Delbet se montrent aussi partisans des interventions partielles et dans une discussion à la *Société d'Obstétrique, de Gynécologie et de Pédiatrie*, Pinard concluait le débat en disant :

« Chez la femme ayant un certain nombre d'enfants, ne pas hésiter à être radical. Dans le cas contraire, être conservateur, laisser toujours à la femme la possibilité d'une maternité, quitte à faire courir les risques d'une transformation kystique qui ressortirait ultérieurement à la chirurgie. »

Rouville, au Congrès de Toulouse (1910), abondait dans le même sens et rapportait 32 opérations partielles sur les annexes avec 32 guérisons et signalait 3 grossesses consécutives.

D. Bissel, en Amérique, Jacobson, en Russie, se montrent l'un et l'autre essentiellement conservateurs et ce dernier publiait en 1911 les résultats éloignés de 72 opérations conservatrices de la clinique de Ott, de Saint-Pétersbourg.

Enfin tout récemment à Lyon, Armand faisait sa thèse inaugurale sur les résultats éloignés de 46 interventions pratiquées à la clinique gynécologique par A. Pollosson et son chef de clinique Violet.

Résultats. — De tous ces travaux il résulte que les cas de grossesse après intervention conservatrice ne sont point rares. Nous avons déjà signalé les 43 cas cités par Gouilloud. A Liége, Fraipond rapportait aussi 12 cas de grossesse, après salpingo-ovarite et pelvi-péritonite suppurée.

Nous voudrions pouvoir exposer sur une vaste échelle les résultats des interventions conservatrices sur les trompes et les ovaires au point de vue des fécondations et des grossesses ultérieures. Mais bien que nous ayons recueilli la mention de beaucoup de faits intéressants dans les travaux de Doléris, de Pozzi, de Delbet; dans les thèses de Canu, de Chavin, de Jarsaillon, d'Ayrolles, de Montana et d'Armand, nous n'avons pu réunir assez d'observations pour établir la statistique des résultats de chaque opération conservatrice en particulier. La raison est dans le petit nombre de malades qui peuvent être suivies longtemps après que l'intervention gynécologique les a guéries. Ces malades, soit par négligence, soit par changement de domicile ne se représentent souvent plus dans le service où elles ont été opérées et l'on n'obtient que rarement des documents portant sur les années ultérieures. Les cas isolés, quoique nombreux, ne sont que rarement publiés.

Rappelons que les diverses interventions visées dans cette étude sont :

L'ablation unilatérale de l'ovaire ;

L'ablation unilatérale des annexes ;

La salpingostomie ;

Les libérations d'adhérences ;

La fixation des annexes dans une situation favorable, salpingorhaphie de Pozzi ;

La salpingo-ovarosyndèse de Clado;

La résection partielle de l'ovaire;

L'ignipuncture des petits kystes ovariens.

Pour l'*ovariotomie unilatérale* il est certain que les résultat sont des plus heureux et les exemples de grossesses après ablation d'un kyste de l'ovaire sont des plus fréquents. Ce fait se comprend puisque l'on voit assez souvent la grossesse coexister avec un kyste ovarien, ce qui prouve qu'un seul ovaire sain peut assurer à lui seul la fonction. Néanmoins quelques exemples tendent à montrer qu'un ovaire malade peut réagir par voisinage sur la fonction d'ovulation de son congénère, et Boyer a publié trois observations de femmes restées stériles avec un seul ovaire malade et qui ne devinrent enceintes qu'après l'ovariotomie unilatérale.

L'ablation unilatérale des annexes peut prêter aux mêmes considérations et c'est, avec l'ovariotamie unilatérale, de toutes les interventions conservatrices celle qui permettra le plus d'espérances au point de vue de la fécondité ultérieure.

La thèse de Jarsaillon nous expose les résultats *de la salpingostomie* et l'on ne peut se dissimuler qu'ils sont loin d'être encourageants. Pozzi va jusqu'à dire qu'il ne connait pas de cas probant favorable à cette opération. On comprend d'ailleurs très bien que les résultats soient minimes, car la salpingostomie est pratiquée le plus souvent dans les lésions bilatérales des trompes, où l'on fait par exemple une ablation totale d'un côté et une salpingostomie du côté opposé. Martin, Makenrodt n'ont vu que 2 fois le succès chacun, sur environ 60 opérées. Mais malgré tout, Jarsaillon a pu réunir 12 ou 13 cas bien nets, auxquels il faut ajouter deux observations de Jacobson, une de Delbet, et une d'A. Pollosson, de grossesse après salpingostomie. Ce dernier a pu montrer à la Société de chirurgie de Lyon une pièce anatomique, prouvant que la bouche tubaire artificielle créée plusieurs années auparavant avait parfaitement conservé sa perméabilité et dans sa communication il concluait que l'on doit le plus souvent possible substituer aux castrations totales les tentatives d'opération conservatrice.

Une opérée de Gouilloud devint aussi enceinte, mais avorta au troisième mois.

Les opérations partielles tentées sur l'ovaire (résection partielle, ignipuncture) donneraient pour Pozzi, qui se montre essentiellement conservateur quand il s'agit de lésions ovariennes, plus de résultats.

Sur 21 opérées suivies, il a vu survenir 4 grossesses soit 21 %.

Pour toutes les opérations conservatrices sur les annexes examinées en bloc au point de vue des résultats, nous pouvons citer les statistiques de :

Doléris	10 %
Gouillard	10 %
Montana	10 %
Martin, de Berlin	20 %
Rouville	9,3
Pollosson et Armand	10,9 %
Jacobson	11 %
P. Mc. Rea	16 %
Delbet, sur 21 malades, 7 grossesses	

Ces chiffres concordent tous pour permettre d'affirmer qu'après les opérations conservatrices sur les annexes on voit survenir la grossesse dans au moins 10 à 12 % des cas.

On peut d'ailleurs leur ajouter nombre d'observations isolées qui montrent que la grossesse est possible, malgré des lésions étendues et des opérations complexes.

Biértrix (de Genève). — Malade atteinte de pyosalpinx droit et d'hydrosalpinx gauche, ponction suivie de lavage de la poche du pyosalpinx, ponction simple de l'hydrosalpinx, grossesse consécutive.

Schwartz. — Grossesse survenue presque aussitôt après l'ignipuncture d'un ovaire et l'ablation des annexes du côté opposé malades.

O. Beuttner. — Grossesse survenue malgré une salpingo-ovariotomie unilatérale, résection partielle de l'autre ovaire et énucléation d'un fibrome utérin.

Jacobson. — Malade de 35 ans, stérile. Curettage, colpotomie postérieure, libérations des adhérences du Douglas, énucléation de deux noyaux fibromateux avec suture des plaies. Libération des annexes gauches, incision de la trompe contenant un œuf tubaire, curettage de la trompe sans résection. La malade accoucha ultérieurement 2 fois dans l'espace de 7 années.

Goullioud. — Rétroversion utérine par salpingo-ovarite, stérilité; laparotomie, ablation des annexes droits, libération du pavillon de la trompe gauche, ventrofixation, grossesse consécutive (inédite).

Albertin. — Femme stérile depuis 10 ans. Laparotomie ventrofixation, correction de l'attitude vicieuse des annexes, grossesse deux ans après (inédite).

Enfin il existe des cas de grossesse pour ainsi dire invraisemblables qui montrent à quel point l'énergie fonctionnelle reproductrice peut triompher d'obstacles inouis à condition qu'il existe une parcelle saine de tissu ovarien. Tel est le cas de Kœberlé rapporté dans le mémoire de D. Bissel où une grossesse abdominale survint à la faveur d'une fistule consécutive à une hystérectomie vaginale. Telle est l'observation de Jaboulay où, malgré une hystérectomie subtotale à pédicule externe, une grossesse se développa dans le moignon cervico-utérin.

On sait d'ailleurs combien il est difficile d'arriver chirurgicalement et de propos délibéré à la stérilisation certaine et absolue par les opérations sur les annexes sains. La castration ovarienne est insuffisante, une parcelle de tissu sain peut rester dans un pédicule; insuffisante aussi la ligature ou la section de la trompe entre 2 ligatures (cas de Jalaschi, de Sutton, de Pissemsky, de Fritsch, de Kossmann citées par Rousse, de Gand) insuffisante encore la résection partielle (obs. de Gordon, de Sutton, de Schmith, de Abel) et l'on a dû pour ainsi dire se torturer l'imagination pour arriver à découvrir l'opération stérilisatrice en toute certitude. Ce serait pour Fraenkel, l'extirpation totale des trompes avec résection cunéiforme des cornes utérines; pour Braun, l'enfouissement des pavillons tubaires sous le péritoine, pour Menge enfin, l'introduction des deux trompes dans les orifices inguinaux, leur fixation en ce point après résection des pavillons.

Tous les faits, tous les résultats et les observations rapportés plus haut ne sont-ils pas une démonstration de la possibilité de grossesses malgré les lésions et les opérations les plus prohibitives et ne doivent-ils pas constituer un argument en faveur de la gynécologie conservatrice?

Appendicite et stérilité. — Néanmoins les divers résultats que nous venons d'exposer, bien qu'encourageants, seront dans une certaine mesure toujours modestes car la majorité des lésions annexielles pour lesquelles on peut tenter les opérations conservatrices sont d'origine ascendante. La muqueuse utérine, si fragile, l'ostium uterinum, si étroit, sont eux aussi infectés et malades. Ces conditions défavorables à la fécondation existent moins dans les infections primitivement abdominales et secondairement péritonéo-annexielles comme on peut le voir dans certaines péritonites tuberculeuses anciennes et guéries et comme on peut le voir surtout dans les pelvipéritonites consécutives à l'appendicite, et pouvant entraîner la stérilité par simple oblitération du pavillon. Alors que l'utérus et la plus grande partie de la trompe restent indemnes de toute lésion inflammatoire, on voit la lésion principale porter sur les franges tubaires, qui s'accolent, s'agglutinent et semblent avoir disparu. Le pavillon n'existe plus, l'ostium abdominal, s'oblitère et si, comme cela arrive fréquemment, s'institue un hydrosalpinx on ne voit plus qu'une cicatricule au centre d'une tuméfaction tubaire arrondie.

D. Bissel, qui a longuement étudié ce point, considère la réaction péritonéale qui accompagne l'appendicite comme une cause de stérilité beaucoup plus fréquente qu'on ne l'a cru jusqu'à ce jour. Cette réaction péritonéale lèse par degré de fréquence tantôt les annexes droits, tantôt les gauches suivant la position de l'appendice, tantôt les annexes des deux côtés. Il a observé six cas d'appendicite où les annexes étaient plus ou moins agglutinés, où la stérilité n'était explicable par aucune infection ascendante gonorrhéique soigneusement recherchée. La péritonite pelvienne était manifestement d'origine intestinale. Cet auteur reste convaincu qu'il y a là un important facteur de stérilité. Partant de cette idée il a, depuis 6 années, toujours opéré les appendicites par une incision médiane par laquelle on peut suffisamment aborder l'appendice, et qui permet en outre d'examiner soigneusement le pelvis et de corriger s'il y a lieu les lésions annexielles suivant les indications fournies par la lésion.

C'est dans ces cas, semble-t-il, à côté des libérations d'adhérences, que les résections partielles et la salpingostomie pourront donner plus d'espérances de succès au point de vue de la fécondité ultérieure. L'observation d'A. Pollosson de salpingostomie suivie de grossesse a trait précisément à une femme dont les lésions annexielles relevaient de l'appendicite.

Greffes ovariennes. — Employées surtout dans le but de lutter contre les symptômes pénibles de la ménopause anticipée consécutive à la castration ovarienne, nous n'aurions pas à les envisager si quelques observations n'avaient été suivies de grossesse et l'on peut se demander s'il n'y aurait par là un moyen de combattre la stérilité féminine après l'ablation des ovaires malades. Il ne semble pas, aux moins à l'heure actuelle, qu'il y ait de cē côté grandes espérances. Sauvé, dans sa thèse, a fait une étude critique très rigoureuse des cas de fécondation observés après greffe ovarienne. Toutes les observations, d'ailleurs en nombre restreint, sont discutables et celle qui l'est le moins est celle de Morris : Ablation double des ovaires; greffe ovarienne; grossesse consécutive, qui pourrait à la rigueur s'expliquer par quelques parcelles saines laissées dans le pédicule ovarien. D'ailleurs la grossesse fut interrompue au 4e mois par un avortement.

STÉRILITÉS SECONDAIRES

Restant dans le cadre que nous avons tracé au début, nous étudierons sous le nom de secondaires exclusivement les stérilités consécutives à une seule grossesse, que cette grossesse soit ou non allée à terme ou qu'elle ait abouti à un avortement, soit aussi que la fécondation ait été extra-utérine.

La stérilité secondaire est relativement assez fréquente. Sur 200 cas de stérilité, Frænkel trouve 134 stérilités primaires et 66 stérilités secondaires, c'est-à-dire 30 % environ des cas de stérilité. Sur ces 66 cas de stérilité secondaire il a noté 57 fois naissance d'un enfant vivant (*ein Kind Sterilität*) et 9 fois l'avortement, l'accouchement prématuré ou la grossesse extra-utérine.

Brunnberg, sur 3.323 patientes gynécologiques, trouve 13,6 % de stérilités primaires et 3,2 % de stérilités secondaires chez les célibataires, 8,8 % de stérilités primaires et 5,5 % de stérilités secondaires chez les femmes mariées.

Parmi les stérilités secondaires, la stérilité à un seul enfant représente 86,4 % des stérilités secondaires en général.

La stérilité à un seul enfant est fréquente dans les familles riches anglaises et américaines, dites familles à héritières où il est pour ainsi dire de tradition qu'une fille unique n'ait elle-même qu'un seul enfant. Elle n'est que trop fréquente aussi dans notre pays, même dans les milieux modestes, et la France a le triste apanage de la plus grande fréquence de l'unique enfant.

La plus grande réserve doit être apportée dans l'appréciation des causes. Doit-on invoquer la moindre fécondité de la race? Pour Auvard il y a des femmes originellement très fertiles, peu fertiles et stériles et il admet notamment cette pathogénie dans les familles à héritières. Cette stérilité partielle devient progressivement totale, de sorte que la fille unique mariée à son tour devient au bout de deux ou trois générations complètement stérile. C'est une sorte de mort progressive qui atteint une famille qui a encore les éléments de vie personnelle mais non ceux de reproduction et qui s'éteint à son tour rapidement.

Si cette étiologie existe certainement, il est bien difficile d'en préciser la fréquence, car tout permet de supposer qu'à notre époque, du haut en bas de l'échelle sociale, nombre de ces unions à un seul enfant le sont par la volonté des parents, dans le but de ne pas compliquer la vie, de la rendre plus large et de laisser sur la tête d'un seul la fortune et les biens héréditaires.

Si l'on est forcé sur ce point de rester dans le domaine des suppositions, il est certain d'autre part que nombre de ces stérilités ont une cause pathologique, et qu'elles existent malgré le vif désir des parents d'accroître leur progéniture. Cette dernière classe seule peut nous intéresser, car elle seule est passible d'un traitement.

Ici fréquemment les lésions utérines salpingiennes, ovariennes ou péritonéales relèvent encore de la blennorragie. Mais en outre s'y adjoignent tous les accidents infectieux ou traumatiques, d'ordre puerpéral.

La stérilité résultant de l'infection gonococcienne peut s'établir au lendemain du mariage, ou bien il peut survenir une grossesse qui se terminera par une fausse couche due à l'endométrite gonococcienne et qui sera suivie d'une périmétrite puerpérale de même nature septique, qui sera elle-même suivie de stérilité.

Il n'est certainement aucun accoucheur qui n'ait vu survenir cette stérilité dans les conditions cliniques suivantes : Le mari est atteint de blennorragie plus ou moins ancienne; le coït devient à la fois fécondant et infectant. L'enfant vient au monde vivant et à terme et présente de l'ophtalmie blennorragique. Dans les suites de couches quelques accidents subfébriles se manifestent. Puis tout rentre peu à peu dans l'ordre. La stérilité s'établit, sans qu'on puisse retrouver à l'examen de l'appareil génital une grosse lésion utérine ou annexielle.

Il est vraisemblable que dans ces cas la stérilité consécutive relève pour une grande partie de la blennorragie plutôt que des accidents puerpéraux.

La blennorragie surajoutée peut recevoir un coup de fouet à l'occasion de l'accouchement et devenir le facteur le plus important de la stérilité consécutive.

L'infection puerpérale laisse d'ailleurs après elle relativement très peu de lésions annexielles ou péritonéales. On connaît l'extrême rareté de la salpingite puerpérale, et les localisations génitales hors de l'utérus se bornent le plus souvent à de la phlébite des plexus veineux du bassin ou au phlegmon ligneux du ligament large. L'endométrite puerpérale même aboutissant aux formes septicémiques ou pyohémiques graves, ou bien aboutit à la mort ou bien guérit le plus souvent sans laisser de stigmates locaux tubo-ovariens et la raison en est sans doute l'oblitération pendant la grossesse et le post-partum de l'ostium uterinum par les productions de la caduque qui protègent ces organes contre les propagations infectieuses qui adoptent de préférence la voie sanguine ou lymphatique.

Les traumatismes puerpéraux, déchirures du col, du vagin, du périnée ont sans doute aussi une importance dans la production de ces stérilités secondaires. Cependant on voit journellement dans les maternités des femmes redevenir fréquemment enceintes malgré des déchirures multiples et profondes du col, malgré un périnée absent; on voit la grossesse survenir aussi chez les femmes ayant eu des déchirures complètes du périnée non restaurées. L'un de nous a vu revenir accoucher dans son service trois fois en quatre ans une femme dans ces conditions qui, peu gênée par son infirmité avait refusé toute restauration secondaire.

Sans doute les femmes porteurs de larges déchirures du périnée conservent moins le sperme. Mais combien fréquemment ne voit-on pas être très fécondes des femmes à vulve largement béante, à colpocèle et rectocèle étendues, à périnée absent, et si dans ces cas le rôle rétenteur du releveur de l'anus corrige en partie l'insuffisance du sphincter vulvaire, il n'en est pas moins réel que bien rare doit être la stérilité provenant seulement d'une insuffisance périnéale.

C'est à rechercher dans ces divers éléments la cause de la stérilité qu'on devra s'attacher.

Pour tout ce qui a trait aux lésions inflammatoires utérines ou annexielles, aux déplacements de ces organes, nous n'avons rien à ajouter au traitement exposé à l'occasion des stérilités primaires. Nous voudrions cependant insister sur la fréquence des rétroversions après l'accouchement et sur la nécessité de les dépister et de les combattre. Le meilleur moyen n'est-il pas d'examiner systématiquement toute femme un ou deux mois après son accouchement et s'il y a lieu de lui réduire sa rétroversion et de lui faire porter un pessaire. Ces rétroversions négligées, en général non douloureuses peuvent devenir à la longue adhérentes, irréductibles et amener la stérilité par déplacement des annexes.

Quant aux lésions traumatiques, déchirures du col, déchirures du périnée, si la stérilité est persistante, s'il n'y a aucune autre cause soupçonnable, il sera indiqué de restaurer avec prudence les déchirures du col au bout de plusieurs années d'attente. Très prudemment, disons-nous, car on risque l'irréparable si l'opération plastique ne réussit pas parfaitement, dénature les conditions de perméabilité du col et entraîne la production de brides cicatricielles dans le canal cervical lui-même.

Pour les ruptures du périnée il n'y aura jamais que des avantages à les restaurer tant au point de vue de la fécondation qu'au point de vue de la statique des organes pelviens.

Dans le cadre des stérilités secondaires rentrent aussi ces processus de regression utérine que l'on observe dans certaines circonstances encore mal connues le plus souvent à la suite de l'accouchement ou de l'allaitement, aboutissant à la superinvolution de l'utérus, et à la suppression parfois définitive de la fonction menstruelle. Ces cas sont rares et relèvent du même traitement que les amenorrhées en général.

Les stérilités secondaires consécutives à une grossesse tubaire prêtent à d'intéressantes considérations. Une première grossesse développée dans la trompe n'entrave pas toujours la fécondation ultérieure et l'on connait les cas de grossesse après une hématocèle incisée par le vagin. De même les cas de grossesse normale utérine survenus après l'ablation d'une grossesse tubaire par laparotomie montrent que l'on doit se montrer très conservateur pour l'ovaire et les annexes du côté opposé, même lorsqu'ils présentent de légères lésions. Dans ce zèle conservateur quelques auteurs semblent cependant être allés trop loin en conservant même la trompe qui était le siège de la grossesse tubaire. Il a extirpé 5 fois le produit d'une grossesse tubaire sans sacrifier la trompe et l'un de ses cas a été suivi d'une grossesse utérine normale. Il a même rapporté 1 cas d'ablation de grossesse tubaire avec ponction d'un pyosalpinx du côté opposé suivi de grossesse à terme. Cette conduite, malgré tous les désirs de conservation, est essentiellement discutable. On laisse en place des tissus tubaires trop altérés. La grossesse y détruit la muqueuse ciliée et aboutit dans la trompe à un processus de destruction qui rend illusoire l'espérance d'une *restitutio ad integrum* et peut prédisposer sans doute à une récidive de grossesse tubaire. Il vaut mieux tout enlever en laissant seulement le moignon tubo-utérin sur lequel on pourra faire une salpingostomie (Bissel).

INDEX BIBLIOGRAPHIQUE

ALBESPY. — Intégrité de l'hymen chez une femme enceinte. *La Gynécologie*, 1908.

ARMAND. — *Traitement conservateur des salpingo-ovarites*. Thèse de Lyon, 1911.

AUDEBERT. — Etude sur la grossesse et l'accouchement après l'amputation du col. *Ann. de gyn. et d'obst.*, janvier 1898. — Grossesse et accouchement dans un cas de cloisonnement du vagin. *Ann. de gyn. et d'obst.*, 1911.

AUSTERLITZ. — Myom und Sterilität. *Prag. med. Woch.*, 1903.

AUVARD. — *De la stérilité chez la femme*, 1896.

AYROLLES. — Thèse de Paris, 1897.

BAB (H.). — Stérilité par infantilisme et son traitement. *Sammlung klin. Vorträge*, 1909.

BAUDRON (E.). — De l'antéflexion congénitale dans ses rapports avec la stérilité. *Congrès périodique de gyn., d'obst. et de péd.*, Nantes, septembre 1901.

BESSON. — Grossesse avec hymen intact. *La clinica obstetrica*, 1906.

BEUTTNER (O.). — Grossesse survenue malgré résection partielle d'un ovaire. *Gyn. Helv.*, 1906.

BIETRIX. — *Nouv. Arch. d'obst. et de gyn.*, 1894.

BIGEX. — *Les fibromes de l'utérus chez les primipares âgées*. Thèse de Paris, 1900.

BISSEL (D.). — Causes et traitement de la stérilité. *Am. Journ. of obst.*, 1906.

BOTHERS. — *Gyn. Rundschau*, 1908.

BOUILLY. — *Congrès périodique de gyn., d'obst. et de péd.*, Bordeaux, 1895.

BOVIS (DE). — L'hypoplasie utérine. *Sem. méd.*, 1908.

BOYER. — Un ovaire malade peut-il entraîner la stérilité? *Bull. gén. de thérap.*, 1904.

BRICKNER. — 73 cas d'opération de Dudley pour dysménorrhée et stérilité. *Surg. gyn. and obst.*, novembre 1911.

BUDIN. — Orifice vaginal et vaginisme. *Soc. d'obst. de Paris*, 1905.

BUMM. — Behandlung der Sterilität bei der Frau. *Deut. med. Woch.*, n° 48, 1904.

CANU. — *Résultats de la castration chez la femme*. Thèse de Paris, 1896.

CHAPOTIN. — Hymen cribriformis. *Ann. de gyn. et d'obst.*, 1911.

CHAVIN. — *Résultats éloignés de 135 laparotomies faites par Delbet*. Thèse de Paris, 1896.

CHROBAK (R.). — Uber Sterilität. *Wien. klin. Woch.*, n° 51, 1901.

COCHEZ. — *Thérapeutique conservatrice dans les opérations pelviennes*. Thèse de Paris, 1892.

COMMANDEUR. — *Les culs-de-sac vaginaux*. Thèse de Lyon, 1894. — *Réunion obst. de Lyon*, 1908.

COUVELAIRE. — Rétrécissement annulaire congénital du vagin. *Ann. de gyn. et d'obst.*, 1908 p. 663.

DELBET (Pierre) et CARAVEN. — Hystéropexie basse ou isthmique. *Rev. de gyn. et de chir. abd.*, 1908, n° 1.

DELPORTE (F.). — *Nidation de l'œuf humain*, Paris, 1912.

DEVERRE. — Traitement de certains cas de dysménorrhée et de stérilité. *Rev. mens. de gyn., d'obst. et de péd.*, oct. 1911.

DŒDERLEIN. — *Das Scheidensecret und seine Bedeutung für das Puerperalfiber*, Leipsig. — Ueber künstliche Befruchtung. *Münch. med. Woch.*, n° 20, 1912.

DOLÉRIS. — Aperçu synthétique sur les fonctions, la pathologie et la chirurgie du col utérin. *Compte rendu du Congrès de chirurgie*, 1889. — Métrite cervicale, caustiques et traitement chirurgical. *La Gynécologie*, décembre 1900. — *Métrite et fausses métrites*. Paris, 1902. — Stérilité féminine. Traitement des atrésies orificielles du col utérin. *La Gynécologie*, décembre 1903. — De l'hystéropexie physiologique ou ligamentaire. *La Gynécologie*, août 1904. — *Comptes rendus de la Soc. d'obst., de gyn. et de péd. de Paris*, novembre 1901. — *Bulletin de l'Académie de médecine*. 9 novembre 1909.

DUDLEY. — A plastic operation designed to straighten the anteflexed uterus. *Am. Journ. of obst.*, 1891., vol. XXIV. — *Am. Journ. of obst.*, 1903. — Opération plastique après excision des tumeurs étendues de la vulve. *Ann. de gyn. et d'obst.*, 1906.

FAURE et SIREDEY. — *Traité de Gynécologie*, 1911.

FINOT. — *Menstruation et fécondation*. Thèse de Paris, 1910-1911.

FOURNIER. — Hystérectomie pour atrésie du vagin. *Soc. d'obst. de Paris*, 1903.

FRAIPONT. — *Ann. de la Soc. méd. chir. de Liège*, 1894.

FRENKEL. — Die Fibromyom des Uterus in ihren Beziehungen zur Sterilität und Fertilität. *Monatssch. f. Geb. u. Gyn.*, vol. VIII, 1898. — La stérilité féminine et son traitement. *Sammlung klin. Vorträge*, 1907.

FUNCK-BRENTANO. — Traitement du vaginisme par le ballon de Champetier de Ribes. *Soc. obst. de France*, 1911. — Cloisonnement longitudinal du vagin. *Soc. d'obst., de gyn. et de péd. de Paris*, 1910.

GACHE (S.). — La fécondité dans 63 pays. *Ann. de gyn. et d'obst.*, 1904.

GAUTIER. — Fécondation artificielle. *Gaz. des mal. inf. et obst.*, 1905.

GÉRAUD. — *Dystocie par atrésie cicatricielle du col utérin* (traitement curatif et prophylactique). Thèse de Paris, 1912.

INDEX BIBLIOGRAPHIQUE

Albespy. — Intégrité de l'hymen chez une femme enceinte. *La Gynécologie*, 1908.

Armand. — *Traitement conservateur des salpingo-ovarites.* Thèse de Lyon, 1911.

Audebert. — Etude sur la grossesse et l'accouchement après l'amputation du col. *Ann. de gyn. et d'obst.*, janvier 1898. — Grossesse et accouchement dans un cas de cloisonnement du vagin. *Ann. de gyn. et d'obst.*, 1911.

Austerlitz. — Myom und Sterilität. *Prag. med. Woch.*, 1903.

Auvard. — *De la stérilité chez la femme*, 1896.

Ayrolles. — Thèse de Paris, 1897.

Bab (H.). — Stérilité par infantilisme et son traitement. *Sammlung klin. Vorträge*, 1909.

Baudron (E.). — De l'antéflexion congénitale dans ses rapports avec la stérilité. *Congrès périodique de gyn., d'obst. et de péd.*, Nantes, septembre 1901.

Besson. — Grossesse avec hymen intact. *La clinica obstetrica*, 1906.

Beuttner (O.). — Grossesse survenue malgré résection partielle d'un ovaire. *Gyn. Helv.*, 1906.

Bietrix. — *Nouv. Arch. d'obst. et de gyn.*, 1891.

Bigex. — *Les fibromes de l'utérus chez les primipares âgées.* Thèse de Paris, 1900.

Bissel (D.). — Causes et traitement de la stérilité. *Am. Journ. of obst.*, 1906.

Bothers. — *Gyn. Rundschau*, 1908.

Bouilly. — *Congrès périodique de gyn., d'obst. et de péd.*, Bordeaux, 1895.

Bovis (de). — L'hypoplasie utérine. *Sem. méd.*, 1908.

Boyer. — Un ovaire malade peut-il entraîner la stérilité? *Bull. gén. de thérap.*, 1901.

Brickner. — 73 cas d'opération de Dudley pour dysménorrhée et stérilité. *Surg. gyn. and obst.*, novembre 1911.

Budin. — Orifice vaginal et vaginisme. *Soc. d'obst. de Paris*, 1905.

Bumm. — Behandlung der Sterilität bei der Frau. *Deut. med. Woch.*, n° 48, 1901.

Canu. — *Résultats de la castration chez la femme.* Thèse de Paris, 1896.

Chapotin. — Hymen cribriformis. *Ann. de gyn. et d'obst.*, 1911.

Chavin. — *Résultats éloignés de 135 laparotomies faites par Delbet.* Thèse de Paris, 1896.

Chrobak (R.). — Über Sterilität. *Wien. klin. Woch.*, n° 51, 1901.

LIER et ASCHER. — Beitrage zur Sterilitätsfrage. *Zeitsch. f. Geb. u. Gyn.*, Bd XVIII.

LISFRANC et PAULY. — *Maladies de l'utérus*, Paris, 1836.

LUTAUD. — *Stérilité chez la femme*, 1892.

MARTIN. — *Vorträge und Volkmann*, 1899. — Myomes et stérilité. *Congrès de Budapest.*, 1899.

MASSON. — Anus vulvaire. *Soc. obst. de France*, 1911.

MAYER (A.). — Ueber Sterilität. *Sammlung klin. Vorträge*, 1908.

MONDOT. — *La stérilité chez la femme*, 1880.

MONPROFIT. — *Chirurgie de l'ovaire et des trompes*, 1903.

MONTANA. — *Résultats éloignés des opérations conservatrices sur les annexes*. Thèse de Paris, 1899.

NEUMANN (J.). — Ueber Sterilität. *Wien. med. Woch.*, 1911.

NIGOUL-FOUSSAL. — *La stomatoplastie par évidement commissural du col*. Thèse de Paris, 1902.

NŒGGERATH. — Latent gonorrhea, especially with regards to its influence on fertility in woman. *Trans. of the amer. gyn. Soc.*, 1876, vol. I.

OLSHAUSEN. — Myom u. Schwangerschaft. *Handb. de Gyn*, v. J. Veit. Band II, 1897.

OUI. — Hystéropexie envisagée au point de vue de son influence sur les grossesses ultérieures. *Congrès de Rouen*, avril 1904.

PAJOT. — *Ann. de gyn.*, 1886.

PFANNENSTIEL. — Fibrome et stérilité. *Berl. klin. Woch.*, n° 46, 1896. — In *Handb. der Geburtshülfe*, de V. Winckel, Wiesbaden, 1903.

PICHEVIN. — *Sem. gyn.*, 1911.

PINARD. — De l'influence qu'exercent sur la grossesse et l'accouchement les opérations pratiquées sur l'utérus. *Revue pratique d'obst. et de péd.*, janvier 1899. — *Comptes rendus de la Soc. d'obst., de gyn. et de péd. de Paris*, mars et juillet 1899. — Stérilité : ce que le médecin doit savoir et faire pour la traiter. *Rev. de gyn. et de chir. abd.*, n° 3, 1906. — Menstruation, ovulation, fécondation, *Ann. de gyn. et d'obst.*, 1909.

PINEAU (A.). — Les résultats de la stomatoplastie par évidement commissural du col. *Rev. de gyn. et de chir. abd.*, juillet 1912.

PLAUCHU et CHALLIER. — Anus vulvaire. *Prov. méd.*, 1908.

POLK. — *Am. Journ. of Obst.*, 1893.

POLLOSSON (A.). — *Soc. de chir. de Lyon*, 1912.

POULIOT. — Cloison transversale du vagin. *Ann. de gyn. et d'obst.*, 1910.

POZZI. — *Traité de Gynécologie*. — Rétrécissement congénital du vagin. *Ann. de gyn. et d'obst.*, 1908. — Traitement chirurgical d'une cause très fréquente de dysménorrhée et de stérilité. *Bulletin de l'Académie de médecine*, novembre 1909. — *Comptes rendus de la Soc. d'obst., de gyn. et de péd. de Paris*, mai 1899.

Rea (Mc.). — Chirurgie conservatrice des organes pelviens. *Journ. of the amer. med. Assoc.*, 1910.

Recasens. — Stérilité de cause mécanique. *Ann. d'obst., de gyn. et de péd. de Madrid*, 1911.

Reich (J.). — Vaginisme et grossesse. *Gyn. Rundschau*, 1911.

Ribemont Dessaignes et Lepage. — *Précis d'obstétrique.*

Richelot. — Traitement des rétrodéviations utérines. *La Gynécologie*, juin 1906. — La sclérose utérine et la vraie métrite. *Comptes rendus de la Soc. d'obst., de gyn. et de péd. de Paris*, mai 1900. — Sur le traitement de la métrite cervicale. *Comptes rendus de la Soc. d'obst., de gyn. et de péd. de Paris*, nov. 1901 et nov. 1903.

Rohleder (H.). — *Die Künstliche Zeugung beim Menschen*, Leipzig, 1911.

Rousse. — *Ann. de gyn. et d'obst*, 1903.

Rouville. — Traitement des salpingo-ovarites chroniques. *Congrès national français d'obst., de gyn. et de péd.*, Toulouse, 1910.

Runge. — Aetiologie und Therapie der weiblichen Sterilität. *Arch. f. Gyn.*, 1909.

Sänger. — Conglutinatio laborium. *Soc. d'obst. de Leipzig*, 1891.

Sauvage. — *Soc. d'obst., de gyn. et de péd de Paris*, 1910.

Sauvé. — *Greffes ovariennes.* Thèse de Paris, 1909.

Schenk. — *Unfruchbarkeit des Weibes*, Berlin, 1903.

Schultze. — *Die Pathologie und Therapie der Lageveränderungen der Gebärmutter*, 1881.

Schwarz. — *Sterilität des Weibes : Memorabilien Heilbr.*, 1887.

Schwartz. — Grossesse survenue aussitôt après l'ignipuncture d'un ovaire et l'ablation des annexes opposés malades. *Soc. d'obst., de gyn. et de péd. de Paris*, 1908.

Scipiades. — Myomes et stérilité. *Congrès de Budapest*, 1910.

Siredey. — *Soc. d'obst., de gyn. et de péd. de Paris*, 1907.

Sims (M.). — *Notes cliniques sur la chirurgie utérine*, 1866.

Sinety (de). — *Stérilité chez la femme*, 1892.

Strassmann. — *In Handbuch der Geburtshülfe* de V. Winkel, Wiesbaden. 1903.

Tait (L.) — *Traité des mal. des femmes*, 1891.

Tarnier et Budin — *Traité d'obstétrique.*

Treub. — Chirurgie conservatrice des lésions annexielles. *Congrès de Madrid*, 1903. — *Ann. de gyn. et d'obst.*, 1903. — In *Pratique de l'art des accouchements* de Bar, Brindeau et Chambrelent, 1907.

Troell (A.). — Uterusmyom, Sterilität und Fertilität. *Monats. f. Geburtsh. u. Gyn.*, mai et juin 1912

Van der Velde. — *Centralb. f. Gyn.*, 1903.

Ward (G.). — Causes de la stérilité. *Am. Journ. of Obst.*, 1905.

Wormser. — De la rétroversion utérine mobile. *Münch. med. Woch.*, n° 26, 1902.

Paris. — Imprimerie Levé, rue Cassette, 17.

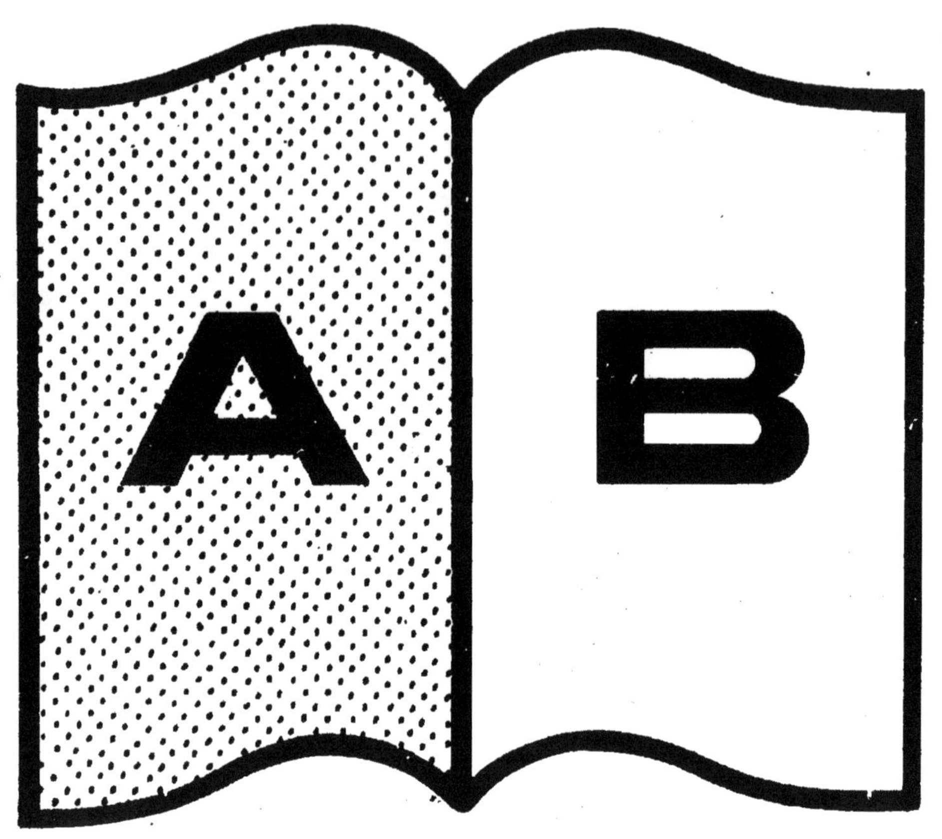
A
B

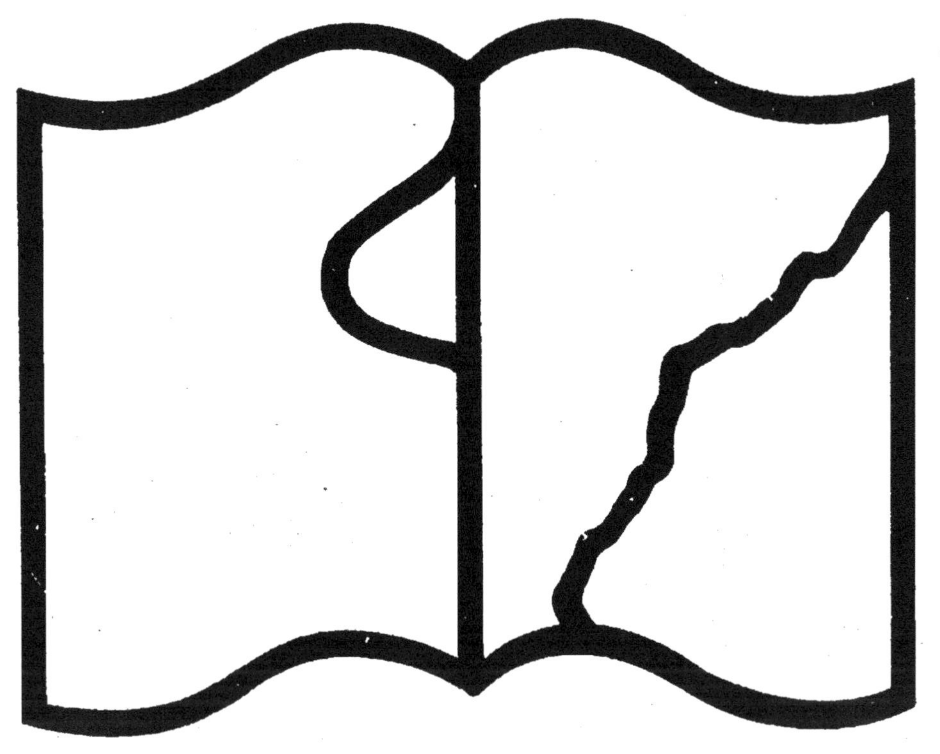

Texte détérioré — reliure défectueuse

NF Z 43-120-11

www.ingramcontent.com/pod-product-compliance
Ingram Content Group UK Ltd.
Pitfield, Milton Keynes, MK11 3LW, UK
UKHW012240240726
13966UKWH00003B/1185

9 782011 900029